Hoffbauer

Die 50 besten Bluthochdruck-Killer

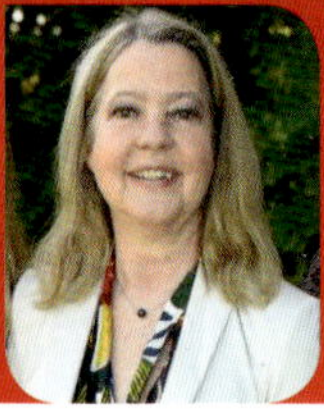

Dr. med. Gabi Hoffbauer ist Fachärztin für Innere Medizin mit den Schwerpunkten Herz-Kreislauf-Erkrankungen, Ganzheits- und Präventivmedizin. Sie arbeitet als Gesundheitsberaterin, betreut mehrere Koronargruppen, leitet Seminare zur Verbesserung bzw. Aufrechterhaltung der psychophysischen Gesundheit und ist erfolgreiche Autorin zahlreicher medizinischer Ratgeber für Erwachsene und Kinder.

Gabi Hoffbauer

Die 50 besten Bluthochdruck-Killer

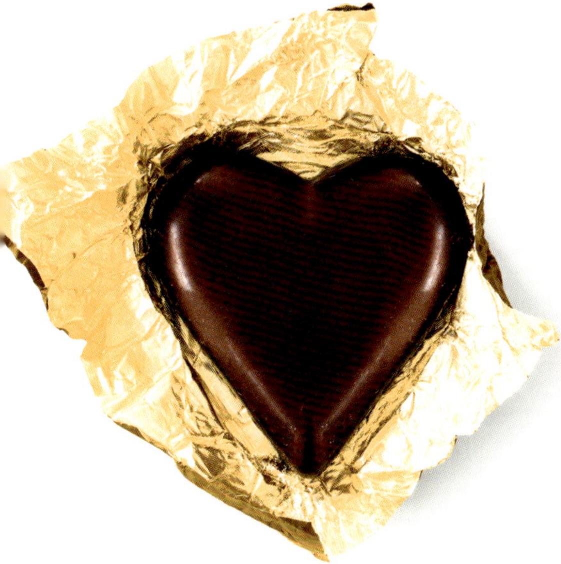

TRIAS

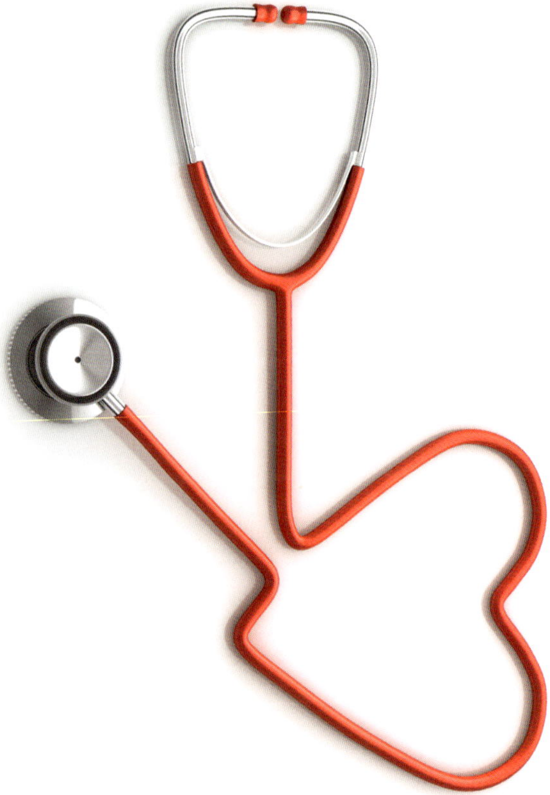

Liebe Leserinnen und Leser,

Bluthochdruck – arterielle Hypertonie – ist vor allem in den reicheren Nationen der westlichen Welt eine weitverbreitete Krankheit. Einen normalen Blutdruck unter 130/85 mmHg haben in Deutschland nur zirka 40 Prozent aller erwachsenen Männer und etwa 60 Prozent der Frauen zwischen 25 und 74 Jahren. In dieser Altersklasse ist also – nach dieser Definition – nahezu jeder zweite Hypertoniker!

Die Gefahr von Bluthochdruck liegt darin, dass man ihn in den Anfangsphasen kaum bemerkt. Probleme zeigen sich erst dann, wenn die arteriellen Blutgefäße im Körper durch den erhöhten Blutdruck krankhaft verändert sind. Diese durch Bluthochdruck – und andere Risikofaktoren – verursachte Arteriosklerose wiederum führt dann eventuell zu Herzinfarkt, Schlaganfall, Durchblutungsstörungen der Beine und vielen anderen Erkrankungen.

Bei der Mehrheit der Bluthochdruckfälle handelt es sich um eine klassische Wohlstandskrankheit: Der Blutdruck steigt weniger mit dem Alter, sondern in erster Linie mit dem Körpergewicht. Hier sollten

Sie so früh wie möglich gegensteuern. Mit einem normalen Gewicht, viel Bewegung und einem ausbalancierten Lebensstil können Sie einen erhöhten Blutdruck in vielen Fällen auch ohne Medikamente in den normalen Bereich senken. Das Gute dabei: Durch ein so verändertes gesundes Leben bekommen Sie meist auch die anderen Risikofaktoren wie Fett- und Zuckerstoffwechselstörungen wieder in den Griff.

Wenn sich nach mehreren Messungen erwiesen hat, dass Ihr Blutdruck über 140/85 mmHg liegt, oder auch nur 130/85 mmHg übersteigt, dann sollten Sie alle Maßnahmen ergreifen, um ihn mit natürlichen Mitteln zu normalisieren. Selbst wenn sogar Ihr Arzt meint, das »bisschen Bluthochdruck« könne Ihnen doch nichts anhaben: Es verhält sich genau umgekehrt. Die meisten Menschen mit einem Herzinfarkt hatten zuvor auch nur einen »leicht« erhöhten Blutdruck, einen »etwas« angestiegenen Cholesterinspiegel und einen vielleicht »nur gering« über der Norm liegenden Blutzuckerwert.

Dass ein gesunder Lebenstil gar nicht so schwer ist, wie Sie vielleicht meinen, werden Sie sehen, wenn Sie die Tipps in diesem Buch lesen. Fangen Sie einfach mit dem an, was Ihnen am leichtesten fällt. Ich wünsche Ihnen viel Erfolg und Spaß bei der Umsetzung – und genießen Sie Ihr neues Wohlbefinden!

Ihre Dr. med. Gabi Hoffbauer

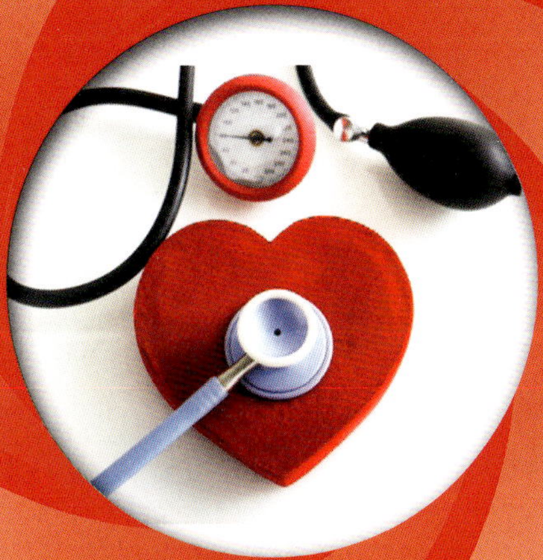

Hoher Blutdruck – was ist das?

Definition Bluthochdruck

Ab wann spricht man von einem hohen Blutdruck und welche Konsequenzen hat eine Erhöhung für den Menschen?

Experten haben die Definition für Bluthochdruck genau festgelegt, indem sie zahlreiche große wissenschaftliche Untersuchungen auswerteten. Dabei haben sie die Grenze genau dort gezogen, wo ein erhöhter Blutdruck offensichtlich zu anderen, teilweise bedrohlichen Erkrankungen führt.

Da die Wissenschaft stetig im Fluss ist, haben sich die Definitionen von hohem Blutdruck im Laufe der Jahre immer wieder geändert. In letzter Zeit sanken die Grenzen weit nach unten. Der Grund dafür ist, dass die Empfehlungen der Experten Ihnen die größtmögliche Sicherheit geben wollen, dass Ihr Blutdruck keinerlei Risiko für einen späteren Herzinfarkt, einen Schlaganfall oder andere Komplikationen darstellt.

Vielfach wird kritisiert, dass die niedrigen Grenzen für einen normalen Blutdruck vor allem den Herstellern von blutdrucksenkenden Medikamenten nützen, um ihre Produkte nahezu an jedermann zu verkaufen. Doch dieser Kritik kann man entgegnen, dass jeder einem hohen Blutdruck durch einen gesunden Lebensstil weitgehend vorbeugen und diesen in vielen Fällen auch behandeln kann – ohne dass er auf blutdrucksenkende Medikamente zurückgreifen muss.

In den USA haben die Kardiologen 2017 die Grenzen für einen zu hohen behandlungsbedürftigen Blutdruck gesenkt. In ihren Leitlinien bewerten sie von nun an einen Blutdruck über 130/80 mmHg als hoch. Grundlage dafür sind Untersuchungen, die gezeigt haben, dass bereits bei systolischen Blutdruckwerten von 130–139 mmHg Herz-Kreislauf-Erkrankungen erheblich ansteigen. Um dies zu verhindern, sollen die Blutdruckwerte auf unter 130/80 mmHg gesenkt werden. In Deutschland gelten weiterhin die in der

Tabelle angegebenen Definitionen. Allerdings ist nicht ausgeschlossen, dass sich eines Tages auch die deutschen Fachgesellschaften den amerikanischen Empfehlungen anschließen.

Definition und Klassifikation von Blutdruckbereichen*

Blutdruck (in mmHg)	Systolisch	Diastolisch
optimal	< 120	< 80
normal	120–129	80–84
hoch normal	130–139	85–89
Bluthochdruck	≥ 140	≥ 90
Stadium I (leichte Hypertonie)	140–159	90–99
Stadium II (mittelschwere Hypertonie)	160–179	100–109
Stadium III (schwere Hypertonie)	≥ 180	≥ 110
isolierte systolische Hypertonie	≥ 140	< 90

Fallen Ihr systolischer und Ihr diastolischer Wert in verschiedene Klassen, dann wird die höhere Klasse gewählt.

* Nach den Leitlinien der European Society of Hypertension und der European Society of Cardiology 2013

Was bedeuten »systolisch« und »diastolisch«?

Um das Kreislaufsystem in Gang zu halten und das Blut ständig durch den gesamten Körper mit all seinen Organen und Geweben fließen zu lassen, ist Druck notwendig: der »Blutdruck«. Physikalisch gesehen ist der Blutdruck das Produkt aus der Menge an Blut, die das Herz in einer Minute in den Kreislauf pumpt, und dem Widerstand, den die Gefäße ihm dabei entgegensetzen. Der Blutdruck, den der Arzt, seine Helferin oder auch Sie selbst am Oberarm messen, entspricht weitgehend dem Druck in den großen Schlagadern (Arterien), die vom Herzen in den Körper führen. Hier werden immer zwei Werte festgestellt: der obere systolische und der untere diastolische Wert.

Der systolische Blutdruckwert entsteht, wenn das Herz schlägt, es sich also zusammenzieht und Blut in den Körper pumpt. Da dieser Vorgang am Herzen Systole (griechisch für Zusammenziehen) heißt, nennt man den dabei gemessenen Wert den systolischen Blutdruck. Im Anschluss daran entspannt sich der Herzmuskel und füllt sich erneut mit Blut. In dieser Zeit sinkt der Druck in den Schlagadern kontinuierlich ab, bis das Herz erneut schlägt. Diese Entspannungsphase heißt Diastole (griechisch für Ausdehnung) – entsprechend wird der minimal messbare Druck vor einem neuen Herzschlag diastolischer Blutdruck genannt.

Beschwerden durch Bluthochdruck

Die meisten Menschen merken gar nicht, dass ihr Blutdruck erhöht ist, da ein erhöhter Blutdruck oft keine oder nur uncharakteristische Symptome hervorruft. Ein Hinweis auf zu hohe Blutdruckwerte können Kopfschmerzen sein, insbesondere morgendliche Schmerzen im Hinterkopf. Auch wenn Sie gelegentlich den Puls spüren oder ihn im Ohr hören, könnte die

Ursache Bluthochdruck sein. Weitere mögliche Symptome eines erhöhten Blutdrucks können Schwindel und Ohrensausen sein, darüber hinaus Nasenbluten, Nervosität, Schlafstörungen, Abgeschlagenheit, Atemnot, Schmerzen oder ein Druckgefühl auf der Brust.

Weil Bluthochdruck kaum zu bemerken ist, ist es wichtig, dass Sie gelegentlich, am besten einmal pro Jahr, den Blutdruck messen lassen, z.B. anlässlich eines Arztbesuches aus anderen Gründen. Auch in der Apotheke können Sie um diese Messung bitten.

Den Blutdruck richtig messen

Um festzustellen, ob Sie einen hohen Blutdruck haben, sollten Sie ihn einige Male in der Arztpraxis messen lassen. Ruhen Sie vor der Messung mindestens fünf Minuten aus, rauchen Sie vorher nicht und trinken Sie keinen Alkohol. Sagen Sie es Ihrem Arzt, falls Sie seelisch angespannt sind oder sich körperlich angestrengt haben. All dies beeinflusst das Messergebnis.

Der Blutdruck sollte im Sitzen gemessen werden, wobei die Manschette des Messgeräts auf Höhe des Herzens um den Oberarm gelegt und dann aufgepumpt wird. Beim langsamen Ablassen der Luft hört man mit dem Stethoskop in der Ellenbeuge, wann die ersten Töne hörbar werden (systolischer Blutdruck) und wann sie verschwinden (diastolischer Blutdruck).

Bei der ersten Untersuchung wird der Blutdruck an beiden Armen gemessen. Oft besteht ein kleiner, unbedeutender Unterschied von 10–20 mmHg (Millimeter Quecksilbersäule, die Maßeinheit für den Blutdruck). Nur bei einem großen Unterschied muss der Arzt nach dessen Ursache suchen.

Fehldiagnosen vermeiden durch 24-Stunden-Blutdruckmessung

Viele Menschen sind beim Arztbesuch ein wenig aufgeregt. Dann steigt der Blutdruck automatisch an und der Arzt diagnostiziert fälschlicherweise einen hohen Blutdruck. Außerhalb der Praxis haben diese Menschen ganz normale Blutdruckwerte. Dieses Phänomen heißt sehr anschaulich »Weißkittel-Hochdruck«.

Um solche Fehleinschätzungen auszuschließen, ist eine 24-Stunden-Blutddruckmessung sinnvoll. Dabei wird Ihnen das Messgerät fest um den Arm gebunden und der Blutdruck automatisch tagsüber alle

KILLER-TIPP

Am Tag der Blutdruckmessung sollten Sie die wichtigsten Tätigkeiten und Besonderheiten in Ihrem Tagesablauf notieren, z. B. wenn Sie sich über etwas besonders gefreut oder geärgert haben, aber auch größere Anstrengungen und Ruhezeiten.

15 Minuten und nachts jede halbe Stunde gemessen. Die ermittelten Werte zeichnet ein Gerät auf, das Sie am Körper tragen. Eine solche 24-Stunden-Messung liefert die besten Informationen, wenn sie an einem ganz normalen Arbeitstag durchgeführt wird.

Den Blutdruck selbst ermitteln

Wenn Sie Ihren Blutdruck zu Hause selbst messen, umgehen Sie ebenfalls falsche, zu hohe Messwerte in der Praxis. Die selbst ermittelten Werte sind oft niedriger (und verlässlicher) als die in der Praxis bestimmten und sie zeigen besser das Risiko für Folgekrankheiten an.

Die Eigenmessung ist jedoch meist erst dann sinnvoll, wenn schon ein Verdacht auf Bluthochdruck besteht. Beraten Sie sich mit Ihrem Arzt, welches Gerät Sie sich zulegen sollten, und lassen Sie sich beim Kauf genau zeigen, wie das Gerät bedient wird. Messen Sie möglichst täglich morgens und abends den Blutdruck oder folgen Sie den Anleitungen Ihres Arztes.

Ursachen und Risikofaktoren

Bluthochdruck ist in über 90 Prozent aller Fälle eine Wohlstandskrankheit, die auf vielen verschiedenen Faktoren beruht. Hier spielt erbliche Veranlagung eine gewisse Rolle, doch sie kommt oft erst dann zum Tragen, wenn auch einige äußere Bedingungen erfüllt sind. Einer der wichtigsten Risikofaktoren für Bluthochdruck ist Übergewicht. Weitere Faktoren, die zur Entstehung des sogenannten essenziellen Bluthochdrucks beitragen können, sind Bewegungsmangel, hoher Salzkonsum, vermehrter Genuss von Alkohol und koffeinhaltigen Getränken, Stress, Rauchen und eventuell Hormone. Als essenziell bezeichnet man Bluthochdruck, für den es keine eindeutige Ursache gibt.

Wie Sie sehen, können Sie Bluthochdruck gut selbst beeinflussen. Sie dürfen nur nicht zu lange damit warten, denn: Wenn ein Hochdruck über längere Zeit hinweg besteht, hat er bereits viele Organe geschädigt und lässt sich nicht mehr so leicht mit natürlichen Mitteln senken.

Durch Krankheit zum Bluthochdruck?

In weniger als zehn Prozent der Fälle ist der erhöhte Blutdruck die Folge anderer Erkrankungen (sekundäre Hypertonie). Wenn bei diesen Formen von Bluthochdruck die zugrunde liegende Krankheit behandelt wird, sinkt der Blutdruck meist wieder. Deshalb wird der Arzt, wenn er bei Ihnen Bluthochdruck feststellt, verschiedene Untersuchungen durchführen, um solche möglicherweise behandelbaren Ursachen festzustellen. Die wichtigsten Ursachen sind:

- Nierenerkrankungen wie z. B. eine Verengung der Schlagader, die der Niere arterielles Blut zuführt (Nierenarterienstenose), eine Entzündung der Nierenkörperchen (Glomerulonephritis), eine chronische Nierenbeckenentzündung, Zystennieren oder Nierentumoren

- hormonelle Störungen wie eine Überproduktion von Aldosteron oder Kortison in der Nebenniere oder eine Schilddrüsenüberfunktion
- das Schlafapnoesyndrom, bei dem nächtliche Atemstillstände zu einem wenig erholsamen Schlaf führen
- eine Aortenisthmusstenose, eine angeborene Einengung der großen Hauptschlagader (Aorta) nach Abgang einer oder beider Armschlagadern

Medikamente als Blutdrucktreiber

Es gibt diverse Medikamente, die den Blutdruck erhöhen können. Das sind vor allem Präparate, die weibliche Hormone enthalten, wie z. B. die Antibabypille oder hormonelle Mittel gegen Wechseljahrsbeschwerden. Auch männliche Hormone erhöhen eventuell den Blutdruck. Kortison kann ebenfalls zu Bluthochdruck führen, jedoch nur als Tablette oder Injektion, fast nie dagegen als Spray. Außerdem bewirken viele gängige Schmerzmittel wie Diclofenac oder Ibuprofen einen Anstieg des Blutdrucks. Aber auch der Genuss von Lakritze kann den Blutdruck ansteigen lassen.

Die Gefahren des Bluthochdrucks

Bluthochdruck ist eine der wichtigsten Ursachen für Herzinfarkt und Schlaganfall, die in den Industriegesellschaften weit verbreitet sind.

Der hohe Druck kann an der Innenschicht der Arterien winzige Verletzungen verursachen. Dadurch wird unter anderem die vermehrte Bildung von Muskel- und Bindegewebszellen angeregt, die schließlich zu einer Verengung der Schlagadern führt. Zudem kann Cholesterin in die Arterienwände eindringen und zu größeren Ansammlungen (Plaques) zusammenfließen. Reißt die Oberfläche eines Cholesterin-Plaques ein, bildet sich ein Blutgerinnsel, das die Arterie weiter verengt oder verschließt. Das durch diese Schlagader versorgte Gewebe wird nicht mehr ausreichend durchblutet. Am Herzen kann dies zum Infarkt und im Gehirn zum Schlaganfall führen.

Bluthochdruck ist auch die Hauptursache für Herzschwäche, denn das Herz hält einem ständig erhöhten Druck irgendwann nicht mehr stand und weitet sich aus. Es kann dann das vom Körper benötigte Blut nicht mehr in ausreichendem Maß pumpen. In der Folge staut sich das Blut in der Lunge und später im ganzen Körper. Es kommt zu Leistungsschwäche,

KILLER-TIPP

Sprechen Sie mit Ihrem Arzt, wenn Sie vermuten, dass Ihr Bluthochdruck durch die Einnahme bestimmter Arzneimittel (mit) bedingt sein könnte. Setzen Sie bitte nie eigenmächtig Medikamente ab!

Atemnot und Wassereinlagerungen im Gewebe. Als Hochdruckfolge kann auch ein Herzinfarkt eine solche Leistungsminderung des Herzens verursachen. Ständiger Bluthochdruck kann außerdem die Nieren schädigen und zur Ausweitung der Hauptschlagader im Bauch- oder Brustraum führen. Wenn ein solches Aortenaneurysma einreißt, besteht höchste Lebensgefahr. All dies sind Gründe genug, um einen erhöhten Blutdruck (selbst bei Beschwerdefreiheit) zu senken.

Nicht immer reichen natürliche Mittel aus, um den Blutdruck zu senken. Dann müssen Sie den Hochdruck zusätzlich mit Medikamenten bekämpfen, um sich verlässlich vor einem Herzinfarkt, einem Schlaganfall, einer geplatzten Aorta oder einer chronischen Dialysetherapie bei Nierenversagen zu schützen. Aber keine Angst: Die modernen blutdrucksenkenden Medikamente sind gut verträglich und haben nur wenig Nebenwirkungen.

Machen Sie sich bei einer geplanten medikamentösen Blutdrucksenkung darauf gefasst, dass es eine Weile dauern kann, bis die für Sie passenden Medikamente gefunden sind. Informieren Sie Ihren Arzt sofort, wenn Sie ein Mittel nicht vertragen. Es gibt sehr viele blutdrucksenkende Medikamente, darunter wird sich auch etwas finden, das keine Nebenwirkungen bei Ihnen hervorruft. Teilen Sie Ihrem Arzt auch mit, wenn das oder die verarbeiteten Wirkstoffe den Blutdruck nicht ausreichend oder gar zu stark senken. Geben Sie nicht zu früh auf und setzen Sie keine Medikamente eigenständig ab.

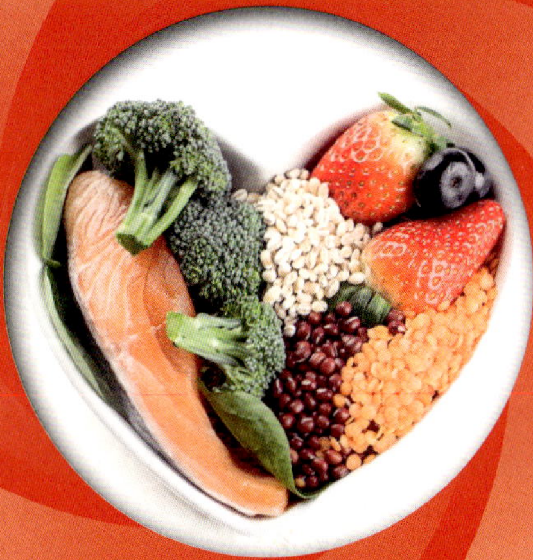

Die 50 besten Bluthochdruck-Killer

Baustein 1: Ernährung

Übergewicht ist einer der wesentlichen Faktoren für die Entwicklung von Bluthochdruck. Achten Sie daher auf Ihre Ernährung.

Ganz anders als in der Bevölkerung wahrgenommen (und von den Medien proklamiert) ist die Menge unserer Nahrung noch viel wichtiger als deren Zusammensetzung – denn Übergewicht kann Ihrer Gesundheit schaden, auch wenn Sie es sich mit den gesündesten Speisen »anessen«.

Gesunde Ernährung lässt sich in einem einzigen Satz zusammenfassen: Sie ist die individuelle Auswahl verschiedenster schmackhafter Nahrungsmittel in der vom Körper benötigten Energiemenge. Dabei kommt es stärker auf die Vielfalt an als auf einzelne Bestandteile. Auf diese Weise erhält der Körper alle benötigten Nährstoffe ganz von allein und ohne umständliche Berechnungen. Und es dürfte auch wichtiger sein, die eigenen Vorlieben an der Auswahl zu beteiligen, als den gerade aktuellen und ständig revidierten allgemeinen Ernährungsempfehlungen zu folgen.

Erreichen und halten Sie also ein gesundes Körpergewicht – Ihr Blutdruck und Ihr gesamtes körperliches und psychisches Wohlbefinden werden es Ihnen danken! Bedenken Sie: Auch schlanke Menschen können an Bluthochdruck leiden. Ist dies bei Ihnen der Fall, beachten Sie trotzdem die folgenden Empfehlungen. So bleiben Sie auch weiterhin schlank und behalten den Hochdruck besser im Griff.

1 Werfen Sie Ihre negativen Einstellungen über Bord

Die meisten Menschen mit zu hohem Gewicht haben schon einiges dagegen unternommen und sind frustriert, dass sie nicht dauerhaft abgenommen haben. Daraus ergibt sich für viele die Schlussfolgerung: »Das hat doch alles keinen Sinn«, oder: »Das schaffe ich nie.«

Mit solch negativen Grundhaltungen kann eine Gewichtsabnahme tatsächlich nicht klappen. Bewahren Sie sich also eine positive Einstellung, bleiben Sie motiviert und verfolgen Sie Ihre Ziele mit dem festen Glauben daran, dass Sie sie erreichen können.

2 Essauslöser finden und regulieren

Es gibt viele Gründe, zu viel zu essen. Oft ist es lediglich eine Angewohnheit, eher dem Essvergnügen nachzugeben, als das Sättigungsgefühl zu beachten. Manchmal ist Essen, da es ja mit positiven Gefühlen, Genuss und Lust verbunden ist, ein Ersatz für fehlende Freizeit oder andere angenehme Dinge. Menschen essen aus Langeweile, aus Frust, aus Ärger, aus Pflicht-

KILLER-TIPP

Jedes Mal, wenn Ihre negativen Einstellungen im Anmarsch sind, sagen Sie in Gedanken oder laut ein klares »Stopp!«. Ersetzen Sie sie dann ganz bewusst durch positive Formulierungen wie z. B.: »Ich werde dauerhaft abnehmen, wenn ich meine persönliche Strategie gefunden habe«, oder: »Es gibt immer einen Weg, ein Ziel zu erreichen, und ich werde meinen Weg jetzt finden.«

gefühl, wenn sie traurig sind, bei großem Stress, aus Freude – oder einfach, weil sie es so gewohnt sind.

Letztlich neigen wir schon allein deshalb dazu, zu viel zu essen, weil wir in einer Zeit des Wohlstands leben, auf die unsere Gene sich noch nicht einstellen konnten. Sie fordern immer noch, wie in schlechten Zeiten, möglichst viel der vorhandenen Nahrung »mitzunehmen«, da unsicher ist, ob und wann eine nächste Speise bereitsteht. Finden Sie heraus, warum Sie persönlich eventuell mehr essen, als Ihr Körper benötigt. Und ändern Sie alle Dinge, die sich ändern lassen, in kleinen, aber wirksamen Schritten. Selbst für scheinbar unabänderliche Probleme gibt es oft eine Lösung, die nicht den Verzehr von Nahrungsmitteln beinhaltet.

3 Essen Sie bewusster

Hand aufs Herz: Nehmen Sie eigentlich wahr, was Sie den ganzen Tag über essen? Schreiben Sie einige Tage lang auf, was und wie viel Sie wann zu sich nehmen, und überlegen Sie sich, wie viel Sie davon überhaupt bemerkt haben. Sie werden überrascht sein, was bei dieser Selbstbeobachtung ans Licht kommt! Hatten Sie beispielsweise immer Hunger oder Appetit, bevor Sie zugriffen? Hat Ihnen alles gut geschmeckt? Hatten Sie ab und zu das Gefühl, dass Sie zwar satt waren, aber unbefriedigt, z.B. weil das Essen in der Kantine wieder miserabel geschmeckt hat? Haben Sie danach noch zur Tafel Schokolade gegriffen? Haben Sie, z.B.

wegen eines Geschäftsessens, gegen Ihr Sättigungsgefühl angegessen?

Bei vielen von uns wird es höchste Zeit, dass wir unser Essen wieder bewusster und mit mehr Genuss zu uns nehmen. Dies eröffnet auch die Möglichkeit, durch mehr Spaß am Essen eine möglicherweise zu große Menge an wenig befriedigendem Essen zu reduzieren. Essen Sie also lieber ganz bewusst ausgezeichnetes Essen in kleinen Portionen anstatt eine Menge unbefriedigendes Essen nebenher – widmen Sie Ihrer Mahlzeit diese Aufmerksamkeit! Es lohnt sich.

4 Mehr Zeit zum Essen!

Wann immer es möglich ist, sollten Sie Ihr Essen in aller Ruhe zu sich nehmen und sich auch nicht davon ablenken lassen. Falls Sie natürlich das Essen dann besonders genießen können, wenn Sie dabei Zeitung lesen, tun Sie dies. Lassen Sie aber immer wieder Momente zu, in denen Sie sich nur auf das Essen konzentrieren.

Essen Sie ein gutes Essen nicht im Stehen und schon gar nicht im Gehen unterwegs. Genießen Sie Ihr Essen in einer angenehmen Umgebung, decken Sie den Tisch auch für sich allein und schmücken Sie ihn. Bereiten Sie mit der Familie oder mit Freunden ein leckeres Essen zu – das verbindet!

KILLER-TIPP

Die Bahn fährt gleich ab, ein Termin steht an, Sie haben viel zu tun – immer wieder einmal bleibt kaum Zeit für den ruhigen Genuss. Dann nehmen Sie einen kleinen, sättigenden Snack zu sich, der nicht so voller Kalorien steckt, dass Sie davon unweigerlich dick werden. Statt vor überflüssiger Energie strotzender Speisen wie der Salamipizza essen Sie lieber eine Brezel oder einen Apfel ... und freuen sich dann darauf, die nächste Mahlzeit wirklich in Ruhe genießen zu können!

5 Essen Sie mit mehr Genuss

Nehmen Sie sich vor, schon Ihre nächste Mahlzeit so richtig zu genießen. Was das heißt? Spüren Sie das Essen nicht nur mit dem Geschmackssinn, sondern setzen Sie alle Ihre Sinne ein: Lassen Sie z. B. zunächst die Farben der Speise auf sich wirken, hören Sie, was Ihr Essen für Geräusche macht, wenn Sie es zubereiten oder kauen, oder saugen Sie den Duft in sich ein. Achten Sie darauf, wie es sich anfühlt, ob es hart oder weich ist, warm oder kalt, knackig oder sämig. Fühlen Sie, wie es sich in Ihrem Mund verändert, und ergötzen Sie sich bei jedem Bissen an dessen Duft, Farbe, Konsistenz, Temperatur, eventuell an seinem Ton und – natürlich – an seinem Geschmack. So wird Ihre Mahlzeit zu einem Erlebnis für alle Ihre Sinne.

Spüren Sie auch, wie das Essen langsam Ihren Magen füllt und Sie angenehm satt macht. Nehmen Sie ganz bewusst wahr, wie die in Ihrem Körper fließende Energie Sie nach und nach lebendig, kraftvoll, aber auch ruhig und zufrieden stimmt.

Beginnen Sie das Schwelgen im Genuss bereits bei der Planung Ihrer nächsten Mahlzeit. Stellen Sie sich vor, wie sie schmecken wird, wenn Sie die Zutaten einkaufen und zusammenstellen. Wählen Sie gute Zutaten und genießen Sie schon beim Zubereiten die Freude auf das Ergebnis Ihrer Kochkunst!

Gehen Sie zudem den Empfindungen und Erinnerungen nach, die verschiedene Speisen in Ihnen auslösen. Essen ist viel stärker mit Gefühlen verbunden, als wir uns gemeinhin eingestehen. Darum fällt es oft so schwer, uns an einen Ernährungsplan zu halten. Doch das ist auch gut so – denn nur wenn Sie weiterhin Essen mit guten Gefühlen – statt nach Plan – zu sich nehmen, können Sie letztlich in einer Menge essen, die Ihrem Körper genügt.

6 Verkleinern Sie die Portionen

Wenn Sie jeden Bissen mit höchstem Maß an Gaumenfreude zelebrieren und sich Zeit dafür nehmen, dann müssen Sie keine großen Mengen mehr in sich hineinstopfen. Ein Beispiel: Essen Sie langsam einen Riegel Ihrer Lieblingsschokolade Stück für Stück mit geschlossenen Augen. Fühlen Sie, wie die Schokolade

KILLER-TIPP

Auch sehr hilfreich: Überlisten Sie Ihr Sättigungsgefühl: Essen Sie von kleineren Tellern und aus kleineren Schüsseln, wenn Sie Ihre Portionen reduzieren! Das Auge isst bekanntlich mit, auch was die Menge des Essens angeht – und auf einem kleinen Teller wirkt eine kleinere Portion nun mal deutlich weniger ärmlich als auf einem großen.

zu schmelzen beginnt, wie die flüssige Schokolade Ihren Rachen hinunterrinnt. Spüren Sie anschließend dem Labsal hinterher. Sie werden vermutlich nicht wie früher noch den Rest der Tafel aufessen müssen.

Wenn es nicht allein mit mehr Genuss klappt, dann verringern Sie Ihre Portionen bewusst in kleinen Schritten. Essen Sie so viel, dass Sie sich wirklich satt, aber nicht voll fühlen. Sie werden sehen, dass viele Ihrer »Standardportionen« aus purer Gewohnheit viel zu groß waren und Sie eigentlich schon früher zufrieden sind.

7 Verringern Sie die Energiezufuhr

Wenn Sie abnehmen wollen, müssen Sie weniger Energie aufnehmen, als Ihr Körper benötigt. Nur dann greift er auf die in Form von übermäßigen

KILLER-TIPP

Suchen Sie sich beim Austausch von energiereichen gegen energiearme Speisen Dinge aus, die Ihnen besonders gut schmecken. Nur so werden Sie diese Mahlzeiten gerne in Ihren Speiseplan integrieren, Ihr verändertes Essverhalten auch in Zukunft beibehalten und einer erneuten Gewichtszunahme vorbeugen.
Ein Trost: Sie müssen Ihre Lieblingsspeisen, selbst wenn sie noch so fett- und energiereich sind, nie ganz aufgeben. Vermutlich werden Sie sie noch mehr schätzen, wenn Sie sich diese nur selten gönnen. Bleiben Sie aber offen für neue Erfahrungen und kreieren Sie immer wieder neue köstliche Mahlzeiten mit weniger Energie.

Fettpolstern abgelegte Energie zurück. Im Prinzip könnten Sie von Ihren üblichen Speisen einfach nur die Hälfte zu sich nehmen. Leider bleiben Sie davon aber nicht lange satt. Deswegen ist es sinnvoll, wenigstens gelegentlich eine »Energiemahlzeit« nicht nur zu verkleinern, sondern durch eine weniger energiedichte, aber dennoch sättigende und wohlschmeckende Speise zu ersetzen, z. B. durch einen bunten Salat oder ein Carpaccio.

8 Essen Sie, sooft Sie wollen

Sind vier, fünf, sechs oder doch nur drei Mahlzeiten pro Tag richtig? Die Antwort kennen Sie selbst – denn Sie dürfen entscheiden, wie oft Sie am Tag essen wollen. Haben Sie z. B. am Vormittag Hunger, bevor Sie ihn mit dem Mittagessen stillen können? Dann legen Sie einfach eine Zwischenmahlzeit ein. Und wenn Ihnen der Hunger anschließend abhandengekommen ist, verzichten Sie auf Ihr Mittagessen. Hören Sie auf Ihren »Bauch« und folgen Sie nicht blind Empfehlungen oder Ritualen. Punkt 12 Uhr Mittag zu machen mag für Ihre Kollegen richtig sein – für Sie möglicherweise aber genau falsch.

Dass allgemeine Empfehlungen oft eher negative Konsequenzen haben, zeigt eine Studie: Abnehmwillige wurden dazu angeregt, fünfmal am Tag kleine Portionen statt dreimal täglich je eine größere zu

KILLER-TIPP

Gelegentlich enthalten frisch eingefrorene, nicht weiterverarbeitete Nahrungsmittel mehr Vitamine und Nährstoffe als Frischwaren. Grund sind die oft langen Transportwege und längere Lagerzeiten der Frischware in der Kühlung. Selbst einige Gemüsedosen können mehr wertvolle Inhaltsstoffe enthalten als – vermeintlich – frisches Gemüse.

essen. Sie nahmen jedoch an Gewicht zu, anstatt es zu reduzieren!

9 Frisch zubereiten

Viele Fertiggerichte sind mit Geschmacksverstärkern angereichert, stark gesalzen und oft auch gezuckert und enthalten außerdem Konservierungsmittel. Leider ist es für Sie als Kunden (bisher) nicht immer ersichtlich, welche Zutaten in einem Fertigprodukt stecken. Bereiten Sie deshalb Ihre Speisen lieber selbst aus hochwertigen und frischen Zutaten zu. Dann können Sie persönlich bestimmen, wie gesund Ihr Essen ist. Außerdem erhöht eine solche Zubereitung den Genuss und die Freude am Essen.

10 Viel Geschmack mit wenig Fett

Eine einzige Portion Currywurst mit Pommes frites und Mayonnaise enthält 110 Gramm Fett und 1300 Kilokalorien! In Fetten steckt etwa doppelt so viel Energie wie in Kohlenhydraten und Eiweißen. Deshalb machen sie auch doppelt so dick. Weniger fett zu essen ist also eine sehr einfache Art, Kalorien einzusparen. Bei dem Fett, das Sie dennoch verwenden möchten, gilt: Benutzen Sie verschiedene Fette (Butter, Olivenöl, Sonnenblumenöl ...), um den Bedarf an den einzelnen Fettarten (gesättigt, einfach und mehrfach ungesättigt) abzudecken.

KILLER-TIPP

- Ersetzen Sie Fleisch, Wurst und Käse häufiger durch Obst, Gemüse und Salate.
- Bevorzugen Sie bei Lebensmitteln, auf die sie nicht verzichten können, diejenigen mit geringem Fettanteil, z. B. magere Wurst- und Käsesorten.
- Entfernen Sie vor dem Verzehr Fettränder von Wurst und Fleisch.
- Verwenden Sie zum Braten und Garen beschichtete Pfannen, Bratschläuche, einen Römertopf etc., um weniger Fett zu benötigen.
- Schütten Sie das beim Braten in der Pfanne angesammelte flüssige Fett weg, bevor Sie darin eine Soße zubereiten.
- Geben Sie erst zum Schluss eine Messerspitze Butter zum Essen, z. B. ans Gemüse.
- Machen Sie frische Salate öfter mit fettarmen Soßen aus Joghurt oder Buttermilch und vielen leckeren Kräutern an, statt viel Öl oder Salatcreme zu verwenden.

11 Vielfalt statt Eintönigkeit

Achten Sie auf die Vielfalt bei Ihren Speisen und Getränken – und es wird Ihnen kaum gelingen, sich ungesund zu ernähren. Wählen Sie viele unterschiedliche Nahrungsmittel aus, die Ihnen guttun und gut schmecken. Dann ist Ihr Körper mit allen notwendigen Nähr- und Zusatzstoffen bestens versorgt, Sie aber haben nicht das Gefühl, Ihre Ernährung sei fade und unbefriedigend. Aber bitte nicht vergessen: Nehmen Sie trotz des vielfältigen Angebots nur die Menge zu sich, die Ihr Körper benötigt.

12 Verwenden Sie gutes Obst und Gemüse

Essen Sie mehr Obst, mehr Gemüse und – besonders wenn Sie abnehmen wollen – mehr Salat. Falls Sie Obst nicht mögen oder nicht vertragen, dann bereichern Sie Ihre Mahlzeiten mit mehr Gemüse und/oder Salaten. Frisches Obst und Gemüse sind nicht nur generell gesund, sondern können – wenn auch nur in geringem Maße – dazu beitragen, einen erhöhten Blutdruck zu senken. Dies gilt besonders für kaliumreiche Sorten. Viel Kalium ist vor allem in Bananen, aber auch in Datteln, Feigen, Schwarzen Johannisbeeren, Weintrauben und Passionsfrüchten enthalten. Beim Gemüse sind Hülsenfrüchte, Kartoffeln, Spinat, Fenchel und Pilze die Spitzenreiter. Generell liefert aber fast alles Obst und Gemüse – außer Blattsalaten – viel Kalium.

Achten Sie beim Einkauf von Obst und Gemüse unbedingt auf die Qualität. Kaufen Sie es möglichst nah beim Hersteller und dort, wo Sie sicher sein können, dass es tatsächlich frisch und nur wenig gespritzt ist.

KILLER-TIPP

Auf keinen Fall sollten Sie kaliumhaltige Nahrungsergänzungen zu sich nehmen, da es hier leicht zu einer Überdosierung kommen kann, insbesondere wenn die Nierenfunktion eingeschränkt ist. Bei einer bereits gestörten Nierenfunktion sollten Sie auch auf eine kaliumreiche Kost verzichten.

13 Süßes naschen – nicht futtern

Keine Frage – Süßigkeiten bereichern unser Leben. Sie sind Belohnung, Trostpflaster oder kleine Freude zwischendurch. Dabei liegt die Betonung auf klein. Ein, zwei Bonbons am Tag sind nicht die Ursache von 30 Kilogramm Übergewicht. Ein, zwei Tafeln Schokolade oder ein Stück Torte am Tag eventuell schon. Das macht den Unterschied: Naschen Sie gelegentlich Süßes, aber futtern Sie sich damit nicht voll. Süße Sachen bleiben dann etwas Besonderes, ein echter Luxus und Hochgenuss, wenn Sie sie nicht täglich und vor allem nicht in großen Mengen verzehren.

14 Durst mit Wasser löschen

Stillen Sie Ihren Durst in erster Linie mit Wasser oder mit anderen kalorienfreien Getränken. Auch Schorlen aus Fruchtsaft mit Wasser können eine Alternative sein, enthalten aber doch einige Kalorien mehr. Wenn Sie sich vom Geschmack verschiedener Limonaden gar nicht trennen können, wählen Sie kalorienbefreite Varianten. Trinken Sie auch gerne viel (ungesüßten) Tee.

Die meisten anderen Getränke sind dagegen energiegeladene kleine Mahlzeiten, z. B. Säfte, Smoothies, Eistees, Milchgetränke oder Alkoholika. Wollen Sie abnehmen bzw. schlank bleiben und Ihren Blutdruck senken, sollten kalorienreiche Drinks die Ausnahme bleiben.

15 Salz sparen

Die Einschränkung der Salzzufuhr ist neben einem gesunden Gewicht die zweitwichtigste Maßnahme im Kampf gegen den Bluthochdruck. Zwar bewirkt nur bei etwa jedem Dritten ein reduzierter Salzkonsum auf etwa sechs Gramm pro Tag eine signifikante Blutdrucksenkung, doch auch andere Hypertoniker profitieren von einer Salzrestriktion, insbesondere dann, wenn sie mit Medikamenten behandelt werden. Ob Sie zu den »salzsensitiven« Menschen gehören, finden Sie heraus, indem Sie ausprobieren, ob weniger Salz bei Ihnen zu einem niedrigeren Blutdruck führt.

KILLER-TIPP

Weniger Salz verbrauchen Sie, indem Sie:

- salzarme Produkte auswählen
- bei Tisch nicht nachsalzen
- Gerichte frisch zubereiten und auf Fertiggerichte eher verzichten
- statt Salz öfter Gewürze wie Petersilie, Schnittlauch, Pfeffer, Curry oder Paprika verwenden

16 Kaffee, Schwarztee und Cola nur in Maßen

Nach dem Genuss einer Tasse Kaffee steigt der Blutdruck leicht an. Ein oder zwei Tassen Kaffee am Tag lösen jedoch keinen ständig erhöhten Blutdruck aus. In großen Mengen getrunken können Kaffee, Tee, Cola-Getränke und ganz besonders Energy-Drinks zu einer deutlichen Blutdruckerhöhung führen. Bleiben Sie deshalb bei der harmlosen Dosis von ein bis zwei Tassen Kaffee oder Schwarztee bzw. ein bis zwei Gläsern Cola pro Tag oder verzichten Sie noch besser ganz darauf.

Sollte Ihnen die belebende Wirkung Ihrer angestammten Getränke zu sehr fehlen, greifen Sie auf grünen Tee zurück, der ebenfalls anregend wirkt.

17 Genießen Sie wenig Alkohol

Wissenschaftlich gesichert ist die Tatsache, dass regelmäßiger Alkoholkonsum den Blutdruck merklich steigern und dadurch bedrohliche Komplikationen verursachen kann. So ist z. B. der dauerhafte Verzehr von größeren Mengen Alkohol ein nicht seltener Auslöser von Schlaganfällen.

Umgekehrt können Sie ohne Weiteres einen erhöhten Blutdruck senken und solchen lebensbedrohlichen Ereignissen vorbeugen, indem Sie nicht täglich Alkohol trinken und die Menge dabei als Mann auf weniger als 30 Gramm, als Frau auf weniger als 20 Gramm beschränken (20 Gramm Alkohol entspricht etwa einem halben Liter Bier bzw. einem Viertelliter Wein).

Dies bedeutet nicht, dass Sie nie mehr einen Erfolg mit ein paar Gläsern Sekt begießen oder nie mehr ein feuchtfröhliches Fest feiern dürfen. Genießen Sie ruhig diese Gelegenheiten, bei denen Alkohol auch einmal üppiger fließen darf. Aber lassen Sie Alkoholika nicht zur täglichen Gewohnheit werden. Das hat weder Ihr Blutdruck noch der gute Wein verdient. Ersetzen Sie gerade bei Feiern mit Freunden doch den Alkohol einmal durch eine erfrischende alkoholfreie Bowle aus Fruchtsäften und Mineralwasser! Nehmen Sie dem Alkohol in Ihrem Leben das Prädikat der Selbstverständlichkeit. Alkoholika sollen Ihr Leben ja nicht bedrohen, sondern bereichern!

18 Hören Sie auf zu rauchen

Es gibt zwei wichtige Gründe, mit dem Rauchen aufzuhören, wenn Sie Hypertoniker sind. Erstens bewirkt das Rauchen selbst eine Verengung der Blutgefäße und damit einen (weiteren) leichten Anstieg des Blutdrucks. Noch bedrohlicher ist aber der zweite Grund: Rauchen fördert ebenso wie ein hoher Blutdruck die frühzeitige Ausbildung einer Arteriosklerose und erhöht das Risiko von Herzinfarkt und Schlaganfall bei Menschen mit Bluthochdruck sogar um ein Vielfaches. Rauchen bewirkt eine direkte Schädigung der Schlagadern, indem es zur Bildung von oxidiertem LDL-Cholesterin führt. Dieses wird vom Organismus als Fremdkörper angesehen und von Abwehrzellen aufgenommen, die sich in der Innenwand von Schlagadern befinden. Sterben diese Zellen ab, setzen sie das angereicherte Cholesterin frei, das sich nun zu Plaques zusammenlagert. Reißt eine solche Plaque ein, bildet sich darauf ein Blutgerinnsel, das das ganze Gefäß verschließen und eine akute Durchblutungsstörung verursachen kann. Diese Gefahr ist bei Rauchern besonders hoch, da durch Rauchen außerdem die Gerinnbarkeit des Blutes zunimmt.

Wie auch immer Sie es angehen, suchen Sie auch bei der Entwöhnung von der Zigarettensucht Ihren eigenen Weg. Menschen sind nun einmal nicht gleich: Dem einen hilft das stetige Reduzieren, der nächste hört lieber von einem Tag zum anderen auf und der Dritte benötigt Nikotinpflaster, eine Hypnosetherapie

KILLER-TIPP

Sicherlich haben auch Sie schon von der blutdrucksenkenden Wirkung von Kalzium und Magnesium gelesen, die wissenschaftlich jedoch nicht bestätigt werden konnte. Die Liga zur Bekämpfung des hohen Blutdrucks empfiehlt die Einnahme solcher Mittel ausdrücklich nicht. Lassen Sie also Kalzium- und Magnesiumpräparate im Regal liegen!
Auch sonst wird in den Medien immer wieder einmal über »das« neue natürliche Mittel gegen Bluthochdruck berichtet wie z. B. Rote-Bete-Saft. Dessen möglicherweise blutdrucksenkende Wirkung wird durch Nitrit vermittelt, das jedoch im Körper in das krebserregende Nitrosamin umgewandelt werden kann.

oder eine Akupunkturbehandlung. Auch ein Gespräch mit Ihrem Hausarzt kann Ihnen Aufschluss über Ihre ideale Methode zum Aufhören geben. Darüber hinaus gibt es vielerorts auch Gruppen für Entwöhnungsprogramme, die Rückhalt und Motivation bieten, das Rauchen endlich sein zu lassen.

Immer mehr genutzt werden heute elektrische Zigaretten, die den Ausstieg vom Rauchen erleichtern sollen. Da es diese E-Zigaretten noch nicht sehr lange gibt, liegen noch keine Langzeitdaten darüber vor, ob und wie nachhaltig die Rauchentwöhnung damit gelingt.

Sicher ist bisher nur, dass die E-Zigaretten eine deutlich geringere Menge an Nikotin, Giften und krebserregenden Stoffen enthalten. Hochrechnungen zufolge könnten damit viele Todesfälle durch den üblichen Tabakkonsum vermieden werden. Dabei bleibt zu bedenken, dass ein kleineres Übel immer noch ein Übel ist.

Auch wenn der Schritt vom Raucher zum Nichtraucher oft mit einer leichten bis mäßigen Gewichtszunahme verbunden ist, lassen Sie sich davon nicht abschrecken. Sobald Sie ein stabiler Nichtraucher geworden sind, gehen Sie die Bluthochdruck-Killer Nr. 1 bis 13 noch einmal durch. Wenn Sie an Ihrem Wohlbefinden und an Ihrem Leben hängen, dann lassen Sie das Rauchen sein – je früher, desto besser.

Baustein 2: Bewegung

Bewegung und Sport sind Ihrer Gesundheit unerhört zuträglich. In diesem Abschnitt erfahren Sie, wie Sie am besten trainieren.

Bereits nach einem einzigen körperlichen Training sinkt der Blutdruck für mehrere Stunden deutlich ab. Wenn Sie als Hypertoniker dauerhaft Sport treiben, können Sie eine andauernde Blutdrucksenkung von durchschnittlich 7 mmHG systolisch und 5 mmHG diastolisch erzielen. Dieser positive Effekt tritt nach drei Wochen bis drei Monaten Training ein. Er geht allerdings auch ein bis zwei Wochen nach Ende des Trainings verloren. Wichtig ist also, dass Sie dranbleiben!

Aber nicht nur der akute bzw. chronische blutdrucksenkende Effekt macht sportliche Aktivität für Hypertoniker so wertvoll: Sport unterstützt auch die dauerhafte Gewichtsnormalisierung, wodurch eine weitere Blutdrucksenkung möglich werden kann.

Jetzt geht es nur noch darum, dass Sie rasch anfangen, sich mehr zu bewegen! Damit Bewegung zum

Bluthochdruck-Killer und nicht zum Problem wird, sollten Sie sich unbedingt ärztlich untersuchen lassen, bevor Sie beginnen, Sport zu treiben. Besondere Vorsicht ist bei Blutdruckwerten über 160/90 mmHg geboten und wenn Sie einen Body-Mass-Index (BMI) über 30 haben.

So berechnen Sie den Body-Mass-Index:

$$\text{BMI} = \frac{\text{Körpergewicht in Kilogramm}}{(\text{Körpergröße in Metern})^2}$$

Je länger Sie übergewichtig sind, je höher Ihr Gewicht ist, je älter Sie sind und je mehr weitere Risikofaktoren bestehen, desto wichtiger ist die ärztliche Voruntersuchung.

Nicht selten ist nämlich Übergewicht mit weiteren Risikofaktoren wie Zucker- und Fettstoffwechselstörungen verbunden und all dies kann bereits Ihre Blutgefäße, Ihr Herz und andere Organe geschädigt haben, ohne dass es Ihnen durch entsprechende Symptome aufgefallen ist.

Je nach ärztlichem Befund dürfen Sie auch dann Ihren Körper trainieren, allerdings nur in gemäßigter Form nach Anleitung des Arztes. Dabei werden Sie sehen, dass Ihre Belastbarkeit durch die körperliche Aktivität mit der Zeit stetig zunimmt und Sie sich mit sinkendem Gewicht und rückläufigen begleitenden Risikofaktoren immer mehr zutrauen dürfen.

19 Gehen Sie öfter zu Fuß

Bitte widerstehen Sie der Versuchung, das Buch jetzt für immer zur Seite zu legen. Gewiss haben Sie diesen Ratschlag schon ermüdend oft gehört. Aber vielleicht dringt er nun doch tiefer in Ihr Bewusstsein und ermuntert Sie, ihn endlich einmal umzusetzen. Kaum eine Anregung ist so einfach, so preiswert und immer verfügbar – vielleicht wird sie deswegen so wenig beachtet.

Es bieten sich Ihnen unendlich viele Möglichkeiten, im Alltag öfter zu laufen, statt zu fahren. Gehen Sie z. B. häufiger zu Fuß einkaufen, dann haben Sie nicht nur mehr Bewegung, sondern immer auch frischere Lebensmittel zur Verfügung. Laufen Sie die Treppen hinauf und hinab, statt den Fahrstuhl oder die Rolltreppe zu benutzen. Und wenn Sie vom Einkaufen

KILLER-TIPP

Wenn Sie Ihre Fitness noch mehr steigern wollen, dann nehmen Sie beim Treppensteigen ab und zu zwei Stufen auf einmal, gehen Sie einen Weg in schnellerem Tempo oder laufen Sie sogar ein Stück.

heimkommen, betrachten Sie Ihre Einkaufstüten nicht als Last, sondern als Gewichte, die den Trainingseffekt erhöhen. Sportler binden sich zu diesem Zweck Hanteln um die Hand- und Fußgelenke – das können Sie einfacher haben!

Steigen Sie eine oder zwei Stationen vor Ihrer Zielhaltestelle aus dem Bus und gehen Sie das letzte Stück zu Fuß. Besonders nach der Arbeit erlaubt Ihnen das Laufen in frischer Luft nicht nur ein kleines Ausdauertraining, sondern hilft Ihnen auch, nach einem anstrengenden Arbeitstag den Kopf freizubekommen. Dann können Sie den Feierabend viel entspannter beginnen.

20 Tricksen Sie Bequemlichkeiten aus

Wenn der alte, bewegungsarme Trott Sie häufiger mal zu überlisten droht, tricksen Sie ihn aus, indem Sie (angenehme) Verpflichtungen eingehen. Übernehmen

Sie z. B. den täglichen Spaziergang mit dem Familienhund. Sie haben gar keinen Hund? Dann bieten Sie einem Freund oder einem Nachbarn an, ab und zu seinen Vierbeiner spazieren zu führen. Nehmen Sie sich ruhig etwas mehr Zeit und gehen Sie mit dem Hund ein Stück weiter, sodass er möglichst frei laufen kann. Werfen Sie ihm einen Stock oder einen Ball zu oder spielen Sie Fangen oder Verstecken mit ihm. Lassen Sie sich dabei von der Freude an der Bewegung anstecken, die Hunde selbst im Alter nie ganz verlieren. Wissenschaftliche Untersuchungen haben übrigens gezeigt, dass bereits das Zusammenleben mit einem Hund den Blutdruck senkt und das Herzinfarktrisiko verringert.

Es gibt noch viele weitere Möglichkeiten, sich selbst zur Bewegung zu verpflichten. Bitten Sie z. B. eine(n) gute(n) Freund(in), Sie zweimal in der Woche zu einer bestimmten Uhrzeit zu einem flotten Spaziergang abzuholen. Wenn er/sie dann vor der Tür steht, werden Sie ihn/sie sicher nicht allein gehen lassen.

Wie Sie es auch angehen – überlisten Sie Ihren inneren Schweinehund und integrieren Sie Bewegung fest in Ihren Alltag.

21 Bewegen Sie sich auch beim Stehen

Nicht jeder hat Zeit genug, das Haus zu verlassen und Aufgaben ruhen zu lassen, um sich zu bewegen. Doch

KILLER-TIPP

Um die Kniebeuge effektiv und gelenkschonend auszuführen, stellen Sie die Füße gut schulterbreit auf. Dann bewegen Sie vor allem den Po mit geradem Rücken nach hinten unten, als ob Sie sich auf einen Hocker setzen wollten. Beugen Sie Ihre Knie nicht mehr als 45 Grad und passen Sie auf, dass Ihre Knie sich über den Fußspitzen befinden.

das soll kein Hindernis sein: Müssen Sie öfter abspülen, bügeln oder andere Arbeiten im Stehen verrichten? Dann nutzen Sie diese einförmigen Tätigkeiten dazu, die Beine zu trainieren. Gehen Sie abwechselnd auf die Zehenspitzen und ein wenig in die Knie. Eine weitere Übung: Stellen Sie sich nur auf ein Bein, um durch das »Wackeln« im belasteten Sprunggelenk Bänder und Gelenkkapsel zu kräftigen. Das können Sie auch beim Zähneputzen tun.

Arbeiten Sie überwiegend im Sitzen, dann stehen Sie zwischendurch öfter auf, erheben Sie sich z. B. bei jedem Telefonat aus Ihrem Bürostuhl. Oder arbeiten Sie zeitweise an einem Stehpult, an dem Sie auch wieder einmal nur das eine und dann das andere Bein belasten. Oder Sie gewöhnen sich an, jedes Mal, bevor Sie den Kühlschrank öffnen, um etwas herauszunehmen, fünf kleine Kniebeugen zu machen.

22 Machen Sie etwas ungewöhnlich »Bewegtes«

Bewegung muss nicht immer Sport in voller Montur sein – gönnen Sie sich einmal bewegtes »Seelenfutter«! Gehen Sie – am besten mit Freunden – wieder einmal Inline skaten oder Schlittschuh laufen oder pflücken Sie rückengerecht auf einer bunten Frühlingswiese einen großen Blumenstrauß. Das kräftigt den Rücken und die Beine, durchlüftet die Lunge und tut der Seele so gut, dass der Blutdruck ganz sicher sinkt. Oder gehen Sie mit Ihrer Familie in den nächsten Park, um ein wenig Federball oder Boccia zu spielen. Und wann waren Sie eigentlich das letzte Mal tanzen?

Veranstalten Sie im nahe gelegenen Wald mit Ihren Kindern und Freunden eine Schnitzeljagd. Sie werden erstaunt sein, wie viel Spaß Sie dabei haben werden. Und wenn Sie schon über alte Zeiten nachdenken, dann suchen Sie wieder einmal einen Trimm-dich-Pfad auf. Derzeit werden einige dieser alten und inzwischen etwas verwilderten Anlagen aus den 1970er-Jahren renoviert. Es gibt unendlich viele Möglichkeiten, sich auf einfache und wenig anstrengende Weise wieder etwas mehr zu bewegen.

23 Machen Sie Negativargumenten den Garaus

Motivation ist der wichtigste Schritt, um den Bluthochdruck-Killer Bewegung auch in die Tat umzusetzen. Hunderterlei Argumente sprechen ja scheinbar gegen den Sport: die Anstrengung, muffige Turnhallen, die Verletzungsgefahr, mangelnde Erfahrung.

Wie sollten Sie sich da noch selbst motivieren? Ganz einfach: indem Sie neue, positive Erfahrungen machen. Sie müssen Sport als etwas erleben, das Ihnen guttut, das Sie Lebendigkeit spüren lässt, das Sie aus Ihrem Alltagstrott herausholt. Also: Los geht's! Tun Sie es einfach und enthalten Sie sich diese tolle Erfahrung nicht länger vor!

Was Sie sich vorstellen können, können Sie auch tun

Fällt Ihnen außer Radfahren und Gymnastik keine Sportart ein? Klar, dass Sie dann Sport »langweilig« finden und dieses Negativargument Ihren Schwung zerstört. Im Internet und in den Kursprogrammen der Volkshochschulen und Fitnessstudios finden Sie motivierende neue Anregungen. Sie mögen dort zwar auch auf wenig aktive Denksportarten und leicht Abseitiges wie Kamelrennen und Baumstammwerfen treffen, dennoch gibt es hier zahlreiche Ideen für Neues. Prüfen Sie, ob die Sportart auch Ihrem Bluthochdruck zuträglich sein könnte. Wenn ja, gilt: Alles, was Sie sich für sich selbst vorstellen können, sollten Sie auch ausprobieren!

KILLER-TIPP

Regelmäßige körperliche Bewegung:

- senkt nicht nur den Bluthochdruck, sondern
- erhöht auch den Energieverbrauch, senkt das Hungergefühl und hält daher natürlich schlank
- formt eine schöne Figur und verbessert die Haltung
- erhöht die Leistungsfähigkeit, steigert Kraft, Ausdauer und Beweglichkeit
- verbessert Schnelligkeit und Koordination
- steigert das Wahrnehmungsvermögen
- hilft, Stress abzubauen, und fördert die innere Ausgeglichenheit
- wirkt Depressionen entgegen
- erhält Körper und Geist lange jung und fit
- verbessert die Leistungsfähigkeit von Herz, Kreislauf und Lunge
- schützt vor Zuckerkrankheit und senkt erhöhte Blutfettspiegel
- bewahrt vor Arthrose und Osteoporose
- steigert die Abwehrkraft gegen Infektionskrankheiten
- verhilft zu einem gesunden Schlaf

24 Suchen Sie sich eine Sportart, die Ihnen Freude bereitet

Nur wenn Sie gerne trainieren, können Sie von nun an dauerhaft Sport treiben. Deshalb hat, was beim Essen gilt, auch bei der Bewegung oberste Priorität: Sie kann und soll Freude machen! Sie müssen nicht lustlos Ihr Programm auf dem Standfahrrad abspulen, wenn es Ihnen keinen Spaß macht. Erstens werden Sie es dann früher oder später doch aufgeben. Und zweitens gibt es sicher etwas, das Ihnen mehr Freude bereitet. Nur damit ist gewährleistet, dass Sie die gewählte Sportart auch länger – vielleicht sogar Ihr Leben lang – ausüben werden.

Suchen Sie sich also etwas aus, das Ihnen zusagt, und probieren Sie es dann eine gewisse Zeit lang aus. Nutzen Sie dazu auch Probetrainingsstunden in Sportvereinen oder Fitnessstudios oder gehen Sie einfach einmal mit Freunden mit. Auf diese Weise sind schon viele Menschen in Bereichen fündig – und glücklich – geworden, die sie sich zuvor nicht vorstellen konnten.

Selbst stärkere körperliche Anstrengung während der Arbeit hat einen weit weniger positiven Effekt auf die Gesundheit als Freizeitsport. Das haben viele Studien ergeben. Inwiefern hier der Faktor »Freude an der Bewegung« eine Rolle spielt, sei dahingestellt. Wenn Sie denken, Sie bewegen sich bei der Arbeit und im Haushalt ohnehin schon genug, dann müssen Sie neu hinzulernen. Im Hinblick auf Ihre Gesundheit stimmt das vermutlich leider nicht.

25 Verzichten Sie auf Ehrgeiz und meiden Sie Aufregungen

Ganz wichtig bei der Wahl einer passenden sportlichen Betätigung ist die psychische Anspannung, die sie für Sie mit sich bringt. Schon beim Familientennis können sich manche Spieler derart ereifern, dass der Blutdruck in gefährliche Höhen schnellt. Deshalb betrachten Ärzte Wettkampfsport bei Hypertonikern mit großer Skepsis. Selbst wenn Sie die persönliche Anspannung nicht spüren, wurde bei objektiven Messungen immer wieder ein erheblicher Blutdruckanstieg festgestellt.

Das gilt aber nicht nur für Anspannungen, die auf sportlichem Ehrgeiz beruhen. Auch aufregende Sportarten treiben den Blutdruck in die Höhe. Überlegen Sie es sich also genau, bevor Sie sich für Steilwandklettern als Freizeitaktivität entscheiden.

Eine weitere wichtige Rolle bei der Entscheidung für eine bestimmte Sportart spielt die Erfahrung, die Sie mit diesem Sport bereits haben. Wenn Sie Ihr Leben lang regelmäßig Alpinski gefahren sind, bereitet Ihnen eine Abfahrt sicherlich keine Angst mehr. Damit ist auch ein größerer Blutdruckanstieg unwahrscheinlich. Bei einem unerfahrenen Sportler ist das eine ganz andere Sache. Wer sein Leben bisher vornehmlich im Sitzen gefristet hat, muss bereits beim Skilanglauf mit einem deutlichen Blutdruckanstieg rechnen, der viel stärker ausfallen kann als bei einem erfahrenen Sportler bei einer anstrengenderen Sportart. Also: ja zum Sport – aber nein zu Stress!

26 Trainieren Sie mit der optimalen Intensität

Wie erreichen Sie eigentlich ein optimales Sportergebnis für Ihren Blutdruck und Ihre Gesundheit? Um das herauszufinden, wird der Arzt bei Ihnen ein sogenanntes Belastungselektrokardiogramm (Belastungs-EKG) durchführen. Hierbei werden die elektrischen Ströme im Herzen unter ansteigender Belastung aufgezeichnet, Sie laufen dabei auf einem Laufband oder fahren auf einem Standfahrrad. Vor der Untersuchung, bei jeder Belastungsstufe und danach wird das EKG abgeleitet und der Blutdruck gemessen. Gleichzeitig wird Ihr Puls (Herzfrequenz) erfasst, also wie oft Ihr Herz in der Minute schlägt. Der Belastungstest wird beendet, wenn Sie nicht mehr weitertreten oder -laufen können oder wenn subjektive Beschwerden, EKG-, Blutdruck- oder Pulsveränderungen auf eine Gesundheitsstörung hinweisen. Aus dem ohne Beschwerden und krankhafte Veränderungen erreichten maximalen Puls errechnet der Arzt dann die Belastungsstufe, bei der Sie persönlich mit etwa 60 Prozent Ihrer maximalen Belastbarkeit optimal trainieren können.

Trainingspuls

Berechnen Sie vor Beginn Ihres neuen Trainingsprogramms den optimalen Puls hierfür.

Trainingspuls =
(maximaler Puls – Ruhepuls) × 0,6 + Ruhepuls

Beispiel:

Ihr Ruhepuls liegt bei 70, Ihr maximaler Puls bei 180 Schlägen pro Minute.

(180 – 70) × 0,6 + 70 = 136

Ihr optimaler Trainingspuls liegt also bei 136 Schlägen pro Minute.

Dieser Puls gilt als Richtschnur für die mittlere Belastung beim Training. Er darf ruhig kurzfristig einmal leicht überschritten werden, umso eher, je weniger Schäden ein erhöhter Blutdruck bereits hinterlassen hat und keine anderen Erkrankungen bestehen.

Dauerhaftes Training (weit) oberhalb dieser flexiblen Grenze könnte jedoch schädliche Auswirkungen haben. Andauerndes Training darunter wird hingegen kaum einen günstigen Trainingseffekt erzielen. Sie wollen ja schließlich nicht, dass Sie umsonst trainieren, oder gar, dass Ihr Sport Ihnen schadet.

Mit zunehmender sportlicher Aktivität wird Ihr Ruhepuls sinken. Außerdem verbessern sich Ihr Blutdruck und Ihr Gewicht. Sobald hier eine größere Veränderung eintritt, sollten Sie ein neues Belastungs-EKG durchführen und den aktuellen Trainingspuls bestimmen lassen. Ansonsten reicht es, alle ein bis zwei Jahre den Trainingspuls zu ermitteln.

Bei Blutdruckwerten von 160/90 mmHg und darüber kommen Sie nicht umhin, diesen Hochdruck vor Sportbeginn mit Medikamenten zu senken. Wenn Sie schon in Ruhe derart hohe Werte haben, können diese unter Belastung in gefährliche Höhen steigen, die Ihre Gesundheit akut bedrohen. Für Sport treibende Hochdruckpatienten sind sogenannte Kalziumantagonisten, ACE-Hemmer und AT1-Antagonisten die günstigsten Mittel. Beta-Blocker und Diuretika sind hingegen für Sportler mit Bluthochdruck weniger ratsam. Es ist aber bei regelmäßigem Training sehr wahrscheinlich, dass Sie die Dosis bald reduzieren oder Ihre Arznei ganz absetzen können.

27 Trainieren Sie vor allem Ihre Ausdauer

Wenn Sie Bluthochdruck haben, sind für Sie in erster Linie Ausdauersportarten geeignet. Auch Kraft-Ausdauer-Sport mit geringerer Belastung kommt infrage. Auf jeden Fall sollten Sie Ihre sportliche Betätigung mit Ausdauersport beginnen. Der Grund hierfür ist, dass das Herz bei zunehmender Belastung die Menge Blut steigert, die es pro Minute in den Körper pumpt – das sogenannte Herzzeitvolumen. Gleichzeitig geht der Widerstand in den Schlagadern nur in geringem Maße zurück. Eine größere Menge bei gleichem Widerstand aber führt zwangsläufig zu einem höheren Druck. Daher steigt der obere systolische Blutdruck bei jeder körperlichen Anstrengung an – und zwar umso höher, je stärker die Belastung ist.

KILLER-TIPP

Besonders geeignete Ausdauersportarten bei Bluthochdruck:

- Walking, (schnelles) Gehen, Nordic Walking
- Wandern
- Jogging
- Fahrradfahren (in der Natur oder auch zu Hause auf dem Heimtrainer)
- Schwimmen (erst den Arzt fragen!)
- Inlineskating, Rollschuhlaufen
- Skilanglauf
- Rudern
- Gymnastik, Aerobic, Tanzen
- leichtere Mannschaftssportarten, sofern sie an die individuelle Leistungsfähigkeit angepasst sind und unter Anleitung erlernt werden

Der untere diastolische Blutdruck nimmt hingegen bei Ausdauerbelastungen wie Fahrradfahren nur leicht zu. Bei manchen Sportarten, z. B. beim Laufen, bleibt er sogar dem Ruheblutdruck gleich. Bei Krafttraining erhöht sich hingegen auch der diastolische Blutdruck.

Behalten Sie Ihren Blutdruck im Auge Für Hypertoniker ist es wichtig, dass der ohnehin erhöhte Blutdruck beim Sport nicht noch viel weiter steigt. Bei dynamischen Ausdauerbelastungen wie z. B. Laufen, Rudern, Schwimmen oder Radfahren, bei denen sich Muskelanspannung und Muskelentspannung stetig abwechseln, ist der Blutdruckanstieg deutlich geringer als bei statischen Belastungen, z. B. bei Heben und Halten eines Gewichts. Im mittleren Bereich liegen Kraft-Ausdauer-Belastungen. Hier folgen auf starke Muskelanspannungen immer wieder kurze Pausen. Ein Beispiel ist das Heben und Senken des Unterarms mit Gewicht bei am Körper anliegendem Oberarm (sogenannter Bizeps-Curl).

Übrigens, auch wenn es immer wieder als »die« Sportart gepriesen wurde – Nordic Walking kann keine Wunder bewirken. Wie bei allen anderen Sportarten müssen Sie ausreichend lange und intensiv trainieren, um Ihr Körpergewicht zu reduzieren. Und die Gelenke werden beim Nordic Walking mindestens genauso stark beansprucht wie bei anderen Sportarten, die im Gehen ausgeführt werden.

28 Kräftigen Sie Ihre Muskeln – aber sanft

Eine kräftige Muskulatur sorgt dafür, dass Sie Ihren Kreislauf entlasten. Mit einem starken Muskelkorsett schnellt Ihr Blutdruck nicht bei jeder kleinen Kraftanstrengung nach oben. So fällt es gegebenenfalls nicht nur Ihnen, sondern auch Ihrem Kreislauf leichter, den schwer beladenen Pappkarton zu heben und in ein hoch gelegenes Regalfach zu befördern.

Doch gerade gezieltes Krafttraining birgt gewisse Gefahren für Ihren (noch) erhöhten Blutdruck, wenn

KILLER-TIPP

Sie befürchten, dass Ihre Muskeln bei dem sanften Training nur langsam stärker werden? Dann erhöhen Sie einfach die Wiederholungen bei allen Übungen. Machen Sie zwischen den Trainingsfolgen aber ausreichend lange Pausen.

Sie nicht vorsichtig genug vorgehen und sich zu viel zumuten. Wählen Sie beim Training mit Gewichten lediglich so viele Kilogramm, dass Sie nur leicht außer Atem kommen. Sie sollten sich insgesamt wohlfühlen – ins Schwitzen dürfen Sie aber ruhig geraten. Sorgen Sie durch steten Wechsel zwischen Muskelanspannung und -entspannung für ein blutdruckfreundliches Training.

Langsam steigern, an alle Muskelpartien denken

Steigern Sie die Gewichte langsam und immer erst dann, wenn Sie bei dem zuvor gewählten Gewicht kaum mehr eine Anstrengung verspüren. Zügeln Sie Ihren Ehrgeiz! Denken Sie daran, dass Sie durch Ausdauersportarten ebenfalls einen Zuwachs an Muskelkraft erreichen können. Allerdings werden hier vor allem die Muskeln der unteren Körperhälfte gefordert und gestärkt. Die Muskulatur von Armen und Oberkörper benötigt ein eigenes Training, um zu wachsen.

29 Meiden Sie Pressatmung

Kraftzehrende Bewegungen von Armen und Schultergürtel sind nur mit einem »Trick« möglich. Gemeint ist die Pressatmung: Dabei wird die eingeatmete Luft im Brustkorb gegen den verschlossenen Kehlkopf gepresst. Das Zwerchfell wird auf diese Weise gesenkt und gehalten. Gleichzeitig wird der Brustkorb fixiert, indem die Atemhilfsmuskeln angespannt bleiben.

Während des Pressatmens erhöht sich der Druck im Brustkorb stark und der Rückfluss des Blutes zum Herzen sinkt. Durch die angespannte Atemmuskulatur steigt der Blutdruck stark an.

Pressatmung verursacht extreme Blutdruckwerte

Bei einigen Sportarten ist eine solche Pressatmung leider nicht zu vermeiden. Bereits bei Gesunden wurden bei der doppelten Beinpresse (einem beliebten Fitnessgerät) Blutdruckwerte von bis zu 480/350 mmHg gemessen! Selbst beim Aufschlag in einem Tennismatch kann der systolische Blutdruck auf 300 mmHg ansteigen. Gewichtheben, Bodybuilding, aber auch Tennis und Squash sind typische »Pressatmungssportarten«. Bei ihnen kann es sogar bei gesunden Menschen zu gefährlichen Einrissen in Blutgefäßen kommen. Noch viel stärker sind Hypertoniker gefährdet – insbesondere, wenn bei ihnen bereits arteriosklerotische Gefäßveränderungen bestehen.

Pressatmung muss aber nicht sein. Wenn Sie Sport aus gesundheitlichen Gründen treiben, werden Sie

Ihrem Körper keine derartigen Kraftanstrengungen zumuten. Alle Sportarten, bei denen eine Pressatmung unvermeidlich ist, sind für Menschen mit Hochdruck ungeeignet. Nur unter ganz bestimmten Umständen und in Einzelfällen können sie erlaubt sein. Doch leider neigen wir, wenn wir ungeübt sind, auch bei leichteren Belastungen manchmal zur Pressatmung. Deshalb sollten Sie sich von Anfang an angewöhnen, bei Entlastung ein- und bei Belastung auszuatmen. Schaffen Sie die Belastung dabei nicht, wählen Sie eine leichtere! Auch im Alltag sollten Sie darauf achten, Pressatmung zu vermeiden, z. B. wenn Sie Getränkekisten tragen.

30 Lernen Sie die Sprache Ihres Körpers

Wenn Sie Ihren Blutdruck auf Dauer mit Sport senken wollen, sollten Sie spüren, dass die Bewegung etwas bewirkt. Schließlich bewegt sich beim Essen auch die Kaumuskulatur, ohne dass dies einen Trainingseffekt auf Ihren Körper hätte.

Wenn Sie beim Sport leicht außer Atem kommen, schwitzen und Ihre Wangen sich röten, ist dies ein Zeichen, dass Ihr Kreislauf sich an die Belastung anpasst. Dass Sie nach den ersten sportlichen Betätigungen gelegentlich Ihre Muskeln spüren oder sogar einen echten Muskelkater bekommen, ist eine ganz normale Reaktion. Ebenfalls normal ist ein Gefühl angenehmer Ermüdung und Ruhe nach dem Sport, das spätestens am nächsten Tag völlig verschwunden ist und oftmals einem Empfinden von Kraft und Vitalität weicht.

Wenn Sie hingegen die folgenden Zeichen wahrnehmen, haben Sie es übertrieben und Ihrem Körper eher Schaden zugefügt als seiner Gesundheit gedient:

- ein ständig roter Kopf
- akutes Unwohlsein
- starkes Herzklopfen
- Erschöpfung und Kraftlosigkeit viele Stunden oder gar Tage nach dem Sport

Machen Sie dann unbedingt eine Pause. Erholen Sie sich ausreichend und starten Sie anschließend etwas vorsichtiger und mit reduziertem Tempo oder geringerer Belastung.

Zu viel Training ist ungesund. Zu wenig Training hat nicht den gewünschten Effekt. Deshalb sollten Sie auch dann etwas ändern, wenn Ihr Körper Ihnen gar nichts »sagt« zu Ihrer neuen Sportlichkeit. Sie bemerken auch nach mehreren Wochen keine Steigerung von Vitalität und Wohlbefinden? Dann erhöhen Sie die Intensität der Belastung und/oder die Wiederholung der einzelnen Übungen – oder Sie wählen eine andere Sportart.

31 Steigern Sie sich langsam

Es hängt ganz von Ihnen ab, von Ihren sportlichen Vorerfahrungen, Ihrer Gesundheit und Ihrer Konstitution, mit welcher Belastung, Intensität und Trainingsdauer Sie beginnen und wie Sie diese steigern. Ist Ihre Gesundheit angeschlagen, dann hat auch der Arzt noch ein Wort mitzureden. Dies gilt ganz besonders, wenn Ihr Bluthochdruck bereits Folgeschäden wie Herzschwäche oder Verengungen an den Herzkranzgefäßen verursacht hat.

Um Ihr Ziel auf klugem Wege zu erreichen, beginnen Sie mit wenig Kraft, kurzen Zeiten und geringer Intensität. Zwei bis drei Trainingseinheiten pro Woche sind dabei sicher ideal. Wenn Sie – zunächst – nur für eine Zeit finden, ist dies besser als nichts. 20–30 Minuten können zu Beginn ausreichen. Streben Sie Steigerun-

KILLER-TIPP

Mittelfristiges Ziel ist es, mit dem Training auf ein Minimum von 30–45 Minuten dreimal pro Woche zu kommen. Langfristig sollten Sie mindestens 1000 Kilokalorien pro Woche zusätzlich durch sportliche Aktivität verbrauchen. Studien haben ergeben, dass Sie dann sicher mit günstigen Wirkungen für Ihre Gesundheit rechnen können.

gen nicht alle paar Wochen, sondern erst nach einigen Monaten an. Geht es Ihnen jedoch gut dabei und haben Sie das Bedürfnis, Ihr Pensum rascher zu erhöhen, dann tun Sie dies – sofern Ihr Arzt zustimmt. Unter diesen Umständen dürfen Sie drei- bis fünfmal 45–60 Minuten trainieren. Achten Sie immer auf Zeichen der Überlastung und reagieren Sie darauf.

Geben Sie nicht auf, wenn Sie die gesteckten Ziele zunächst nicht erreichen. Reduzieren Sie Ihre »Steigerungsrate« ganz einfach ein wenig. Jede sportliche Aktivität zählt für Ihre Gesundheit und Ihr Wohlbefinden, auch wenn sie sich nicht in klaren Zahlen abbilden lässt.

32 Überwinden Sie Durchhänger

Bisweilen macht es selbst dem motiviertesten Sportler keinen Spaß mehr, seine Sachen zu packen und sein Training zu beginnen. Das ist eine ganz normale menschliche Reaktion, der Sie mit Verständnis und Wohlwollen begegnen sollten.

Wenn Sie zum ersten Mal einen solchen Durchhänger erleben, dann geben Sie nicht gleich nach. Gehen Sie erst einmal hin und beginnen Sie mit Ihrem Programm. In den meisten Fällen kehrt der Spaß doch zurück. Möglicherweise verstehen Sie nachher gar nicht mehr, warum Sie zuvor ein so schlechtes Gefühl hatten. Ödet Sie die Bewegung aber weiterhin an oder fühlen Sie sich sogar schlecht dabei, dann brechen

KILLER-TIPP

Achten Sie darauf, ob Ihnen das Training deshalb keinen Spaß macht, weil Sie sich nicht wohl dabei fühlen. Vielleicht steigt der Blutdruck zu stark an, vielleicht fällt er nach dem Training auch zu stark ab. Oder Sie nehmen nicht die passenden Medikamente ein. Gehen Sie immer zu Ihrem Arzt, wenn Ihnen das Training körperliche Beschwerden bereitet. Das gilt natürlich auch für Gelenk- oder Rückenbeschwerden.

Sie das Training ab und haken das Thema erst einmal ab. Machen Sie sich keine Vorwürfe – lassen Sie erst einmal ein paar Tage ins Land gehen und beginnen Sie anschließend erneut einen Trainingsversuch.

Erst wenn Ihre Versuche mehrmals scheitern, brechen Sie das Training wirklich ab. Hängen Sie den Sport aber niemals ganz an den Nagel, sondern beschäftigen Sie sich intensiv damit, welche Bewegungsart besser zu Ihnen passen und Ihnen mehr Spaß bereiten könnte. Und wenn Sie sie gefunden haben – dann legen Sie von Neuem los!

33 Bleiben Sie Ihr Leben lang sportlich

Haben Sie begonnen, Sport zu treiben, dann bleiben Sie dabei. Auch wenn Sie älter werden, sollten Sie nicht damit aufhören. Passen Sie einfach die Intensität Ihres Trainings Ihrer veränderten Belastbarkeit an. Sport hilft Ihnen auch mit zunehmendem Alter dabei, Ihren Blutdruck auf normalem Niveau zu halten und fit und gesund zu bleiben.

Falls Sie im Alter einige Bewegungsarten nicht mehr so gut wie früher ausführen können, suchen Sie sich andere, vielleicht sanftere Bewegungsformen aus. Damit ein leichteres Training weiterhin seine positiven Wirkungen auf Ihren Blutdruck und Ihr Wohlbefinden entfalten kann, sollten Sie nun sogar noch etwas öfter trainieren.

KILLER-TIPP

Gesundheitliche Einschränkungen wie eine fortschreitende Arthrose sind kein Grund, den Sport generell aufzugeben. Im Gegenteil: Jetzt ist es noch viel wichtiger, die Muskulatur zu stärken, um erkrankte Gelenke zu entlasten. Ihr Arzt berät Sie, welche Bewegung bei welcher Erkrankung sinnvoll ist.

34 Erweitern Sie ständig Ihr sportliches Bewusstsein

Damit Sport seine günstigen Wirkungen auf den Blutdruck und die Gesundheit behält, sollten Sie immer wieder etwas Neues ausprobieren und in Ihr sportliches Leben integrieren. Dies gilt auch, wenn Sie Ihre Lieblingssportarten bereits gefunden haben!

Jede Sportart trainiert andere Muskelgruppen. Wenn Sie Ihr Leben lang bei einem Sportprogramm bleiben, dann werden bestimmte Muskeln nie oder nur gering beansprucht. Versuchen Sie daher, in regelmäßigen Abständen, z. B. einmal im Jahr, etwas Neues auszuprobieren – je ungewohnter, desto besser!

Baustein 3: Entspannung

Chronischer negativer Stress ist eine wesentliche Ursache für zu hohen Blutdruck, doch es gibt viele Methoden, ihn zu reduzieren.

Noch heute reagiert unser Körper auf Stress genauso wie in lange zurückliegenden Zeiten: In Gefahrensituationen setzt er Stresshormone frei und aktiviert das sympathische Nervensystem. All dies soll uns für eine drohende Gefahr rüsten und uns entweder für den Kampf stark machen oder uns die Flucht ermöglichen. In Stresssituationen werden die Sinne geschärft, während die intellektuelle Leistungsfähigkeit abnimmt. Puls und Blutdruck steigen und es werden vermehrt Zucker und Fette aus den Speichern freigesetzt. Das dient dazu, die Muskeln mit genügend Sauerstoff und Nährstoffen zu versorgen und somit kampf- oder fluchtbereit zu machen.

Heutzutage bedrohen uns andere Dinge als Löwen oder Tiger, nämlich Zeitdruck, hohe Leistungsanforderungen, Mehrfachbelastungen und Reizüberflutung. Aber auch andauernde Konflikte und einschneidende

Lebensereignisse sind Ursachen von Stress. Zudem können Lärm, Schichtarbeit, Armut und sogar Langeweile und Unterforderung Stressreaktionen hervorrufen.

Die gute Nachricht ist, Sie haben zahlreiche Möglichkeiten, Ihre persönlichen Stressfaktoren zu erkennen und sie durch verschiedene Strategien zu verringern bzw. besser zu verarbeiten. Damit senken Sie Ihren Blutdruck und beugen gleichzeitig anderen stressbedingten Gesundheitsstörungen vor. Die wichtigsten dieser Anti-Stress-Strategien sind in den nächsten Bluthochdruck-Killern für Sie zusammengefasst.

35 Planen Sie Ihren Tag

Doch, es ist möglich, den Alltag mit weniger Stress zu gestalten. Fast immer können Sie Stress reduzieren, indem Sie Ihren Tag klar planen. Fixieren Sie diesen Plan schriftlich – am besten am Abend zuvor. Setzen Sie sich dabei realistische Ziele, sonst können Sie Ihr Soll auch mit einem detaillierten Plan kaum erfüllen.

Am Abend sollten Sie einen Endpunkt bestimmen. Dann schließen Sie alle beruflichen Tätigkeiten ab und wenden sich von da an privaten Dingen zu. Es bietet sich geradezu an, den Arbeitstag mit der Planung des nächsten zu beenden. Mit einem so klaren Schlussstrich sammeln Sie genügend Kraft für die Aufgaben des nächsten Tages.

Greifen Sie die Fehler, die Sie bei den ersten Planungen gemacht haben, im neuen Plan auf. Es wird etwas Zeit brauchen, bis Ihre Tagespläne Ihren Bedürfnissen bestens entsprechen. Aber es lohnt sich, diesen Weg zu gehen, um mit einem Großteil unnötiger Stressquellen für immer aufzuräumen.

Kleine und große Pausen fest einplanen Während Ihrer kleinen Alltagspausen müssen Sie keineswegs in Nichtstun verharren, sondern können etwas Einfaches und anderes erledigen. Die Hauptsache ist, dass Sie regelmäßig pausieren.

KILLER-TIPP

- Notieren Sie sich alle Ihre Aufgaben für den nächsten Tag.
- Setzen Sie bei den Aufgaben Prioritäten. Werfen Sie Unwichtiges über Bord und konzentrieren Sie sich in erster Linie auf die wichtigen Dinge.
- Schätzen Sie die Zeit für jede Aufgabe ab.
- Planen Sie zu jeder Aufgabe 40 Prozent Pufferzeit für Störungen und Pausen mit ein.
- Ebenfalls auf den Plan gehört alle zwei Stunden eine Pause von etwa 15 Minuten.
- Wenn am Schluss Aufgaben nicht in den Tag »passen«, dann streichen Sie einige unwichtigere Punkte – und das sind nicht die Pausen!

Stressfreie Pausenbeschäftigungen sind zum Beispiel:
- ein angenehmes (privates) Telefonat führen
- ein paar Seiten in einem Buch lesen
- Blumen gießen
- eine kleine Entspannungsübung durchführen
- einmal durch den Garten gehen
- die Spülmaschine ausräumen
- etwas Rückengymnastik machen und, und, und …

In Ihren längerfristigen Zeitplan gehören auch verbindliche Freiräume für größere Pausen. Halten Sie diese vor allem dann ein, wenn Sie wegen wichtiger Termine und großer Arbeitslast in Zeitdruck geraten –

diese »Entspannungsinseln« sorgen gerade jetzt dafür, dass Sie genügend Kraft schöpfen können.

Es ist gar nicht der Beruf, sondern vor allem die Familie, die Sie stresst? Dann legen Sie gelegentlich bewusst Termine mit sich selbst fest. Planen Sie einen Kino- oder Schwimmbadbesuch oder ein Mittagessen mit Freunden fest ein. Nur so kommen Sie in stressigen Zeiten auch wirklich dazu, solche kleinen Quellen der Lebensfreude zu nutzen.

36 Merzen Sie selbst gemachten Stress aus

Haben Sie jeden Morgen Stress, weil Sie wegen des üblichen Staus auf den letzten Drücker mit rasendem Puls – und erhöhtem Blutdruck – Ihren Arbeitsplatz erreichen? Dann müssen Sie sich leider eingestehen, dass Sie selbst die Stressursache sind! Den Stau müssten Sie inzwischen kennen und sich auf die Verzögerung längst eingerichtet haben. Warum stehen Sie nicht einfach zehn Minuten eher auf? Diese Zeit ist kaum zu merken, könnte aber Ihren Morgen ruhiger verlaufen lassen. Sie dürften Ihre Fahrt zur Arbeit nun sogar zur Entspannung nutzen, indem Sie angenehme Musik oder einen interessanten Radiobeitrag hören.

Kommt Ihnen einer der folgenden Sätze irgendwie bekannt vor?

- »Die Wohnung muss stets perfekt sauber sein.«

KILLER-TIPP

Stress erhöht nicht nur den Blutdruck und damit das Risiko von Herzinfarkt und Schlaganfall. Er führt auch zu Schlafstörungen, Magen-Darm-Beschwerden, schmerzhaften Muskelverspannungen und vielem mehr. Ist das verdiente Geld dies wert?

- »Die Einkäufe erledige ich noch schnell vor der Konferenz.«
- »E-Mails beantworte ich immer sofort.«
- »Für Fragen meiner Kollegen stehe ich jederzeit zur Verfügung.«

Solche und ähnliche selbst gemachte Stresssituationen trifft man bei vielen Menschen an. Machen Sie sich auf die Suche danach und schalten Sie diese Art von Stress von nun an weitgehend aus.

37 Stoppen Sie überhöhte Ansprüche

Einige Menschen haben einen besonderen Grund für ihren wahnwitzigen Leistungs- und Zeitdruck: Mit viel Arbeit wollen sie immer größere materielle Werte für sich und ihre Familie schaffen, damit sie jetzt, für die Zeit der Rente und für den Notfall gerüstet sind. Gelegentlich mag auch einfach nur die Aussicht auf steigenden Wohlstand hinter diesem Aktivismus stecken.

Wenn Sie zu diesen Menschen gehören, gehen Sie doch einmal in sich: Stehen der zeitliche Aufwand und die körperliche und seelische Überlastung wirklich in einem gesunden Verhältnis zu dem Mehrgewinn? In der Regel bleibt Ihnen kaum die Zeit, das Geschaffene wirklich zu genießen, und Ihre Gesundheit leidet immens.

38 Pflegen Sie einen gesunden Egoismus

Ohne aufeinander Rücksicht zu nehmen, würde unsere Gesellschaft nicht funktionieren. Menschen, die immer nur an sich selbst denken, titulieren wir gerne abwertend als Egoisten. »Nach hinten losgehen« kann es allerdings, wenn Sie immer die Bedürfnisse und Anliegen der anderen vor Ihre eigenen stellen. Eine solchermaßen falsch verstandene Nächstenliebe führt nämlich zu massivem Stress.

Wenn Sie meinen, Ihrem besten Freund bei der ausführlichen Schilderung seines neuen Motorrads zuhören zu müssen, obwohl Sie eigentlich vor acht Uhr abends noch Ihren Versicherungsantrag fertighaben wollten, ist das so ein Fall. Auch wenn Sie die fünfte Runde Monopoly mit Ihren Kindern spielen, obwohl Ihnen schon seit dem ersten Spiel nach einem kurzen

Moment Ruhe im eigenen Zimmer ist, tappen Sie in die Altruismus-Falle.

Dieser Bluthochdruck-Killer ist keine Aufforderung, dass Sie ab sofort nur noch an sich denken sollen. Machen Sie jedoch ab und an Ihrer Umgebung klar, welche Bedürfnisse Sie haben. Sorgen Sie freundlich, aber bestimmt dafür, dass Sie diesen auch nachgehen können – zumindest für eine kurze Zeit. Sie werden erstaunt sein, wie gerne Ihr(e) Partner(in), Ihre Kinder, Ihre Familie oder Ihre Kollegen Ihnen auch einmal entgegenkommen und Ihnen helfen. Auf diese Weise tanken Sie neue Kraft für den Alltag und dafür, für andere da zu sein. Und senken ganz nebenbei auch noch Ihren Blutdruck.

39 Lernen Sie zu delegieren

»Das erledige ich am besten schnell selbst«, »ich habe ja niemanden, dem ich diese wichtige Aufgabe anvertrauen kann«, »von meiner Familie kann ich keine Hilfe im Haushalt erwarten« – sind das Formulierungen, die Sie von sich kennen? Dann sollten Sie dringend lernen zu delegieren. Alles selbst machen zu wollen erhöht stark den Alltagsstress und treibt den Blutdruck in die Höhe. Überlegen Sie sich, wo Sie Belastungen verringern können, indem Sie Aufgaben abgeben. Kann Ihre Sekretärin nicht doch selbst Briefe formulieren? Ist es wirklich zu viel verlangt, dass Ihr Partner einkauft? Und bei der nächsten Einladung könnte doch jeder Gast einen Beitrag zum Abend-

KILLER-TIPP

Es nützt Ihnen gar nichts, Aufgaben zu delegieren, wenn Sie anschließend dem Kontroll- und Nachbesserungszwang verfallen. Vertrauen Sie dem Menschen, den Sie um Unterstützung gebeten haben. Er oder sie übernimmt auch die Verantwortung für das Ergebnis!

essen mitbringen – einen Salat, einen Nachtisch oder das Baguette –, sodass Sie nicht alles selbst zubereiten und einkaufen müssen.

Wenn Sie gewohnt sind, alles selbst zu erledigen, beginnen Sie einfach damit, eher unwichtige, kleine Aufgaben an andere weiterzugeben. Sobald Sie erfahren haben, dass dies ganz einfach ist und erstaunlich gut funktioniert, wagen Sie sich an größere Dinge. Wenn Sie dann noch die gewonnene Zeit sinnvoll für Ihre Entspannung oder Bewegung nutzen, sinkt Ihr Blutdruck garantiert …

40 Vermeiden Sie negative Bewertungen

Es gibt Menschen, die machen sich das Leben unnötig schwer. Sie beschwören den Stress geradezu herauf, indem sie Dinge und Situationen negativer bewerten, als sie es letztlich sind. Vielleicht ist die Situation ja tatsächlich schwierig. Der Ärger darüber aber vervielfacht den Stress noch zusätzlich.

Deswegen versuchen Sie, unabänderliche Dinge – seien sie auch noch so unangenehm oder ärgerlich – immer häufiger zu akzeptieren. Gehen Sie möglichst positiv damit um. Schalten Sie die Gedanken darüber ab. Wenden Sie sich stattdessen angenehmen und hoffnungsvollen Zukunftsgedanken zu, so wie im unten stehenden ersten Beispiel. Sie können sich auch positive Geschichten zu der Situation ausdenken, so wie es das zweite Beispiel zeigt.

Beispiel 1: Sie haben schlecht geschlafen und schleppen sich müde durch den Tag. Sie kommen ins Grübeln und ärgern sich über die unruhige Nacht. Am Ende erledigen Sie vor lauter Frust Ihre Arbeit noch schlechter. Abends sind Sie so unzufrieden über den Tagesverlauf, dass Sie wieder nicht gut schlafen können.

Der bessere Weg: Nehmen Sie die Tatsache, müde zu sein, an. Versuchen Sie, das Beste daraus zu machen. Planen Sie für den Abend eine kleine Belohnung ein, auf die Sie sich freuen können. Und gehen Sie an diesem Abend früher ins Bett, damit Sie sich in einem langen, tiefen Schlaf ganz besonders gut erholen.

Beispiel 2: Das Auto vor Ihnen schleicht mit nervenaufreibender Langsamkeit über die Landstraße. Sie werden immer wütender und beschimpfen den Fahrer im Geiste heftig. Als Sie dann endlich ankommen, berichten Sie erst einmal allen wütend über den Idioten, der vor Ihnen gefahren ist.

Der bessere Weg: Überlegen Sie sich, was der Grund für die langsame Fahrt Ihres »Vormannes« sein könnte. Fährt da eine ältere Dame, die die wertvolle Glaskaraffe sicher zu Ihrer Tochter transportieren möchte – als lang ersehnte Geburtstagsüberraschung? Oder fährt der Fahrer ein erkranktes Familienmitglied vorsichtig zum nächsten Krankenhaus? Die Fahrt wird Ihnen mit diesen Gedankenspielen schnell vergehen, Sie milder stimmen und Sie treffen entspannt am Ziel ein.

41 Bleiben Sie locker bei Neuem und Ungewohntem

Heutzutage haben wir vermehrt damit zu tun, mit neuen und ungewohnten Dingen zurechtkommen zu müssen. Das können neue Arbeitsanforderungen sein, moderne Technologien oder auch die scheinbar merkwürdigen Ansichten einiger Mitbürger. Solche »Neuigkeiten« können zunächst sogar bedrohlich erscheinen und wir wollen sie am liebsten abwehren. Doch die mangelnde Bereitschaft, sich auf diese ungewohnten Dinge einzustellen, kann für erheblichen negativen Stress sorgen.

Ein Beispiel hierfür: Stellen Sie sich vor, Sie müssen für eine aktuelle Aufgabe im Beruf zunächst ein neues Computerprogramm erlernen, das Sie bei Ihrer weiteren Tätigkeit ständig nutzen sollen. Ihr Kommentar könnte lauten: »Ich lehne Computerarbeit generell ab. Dafür bin ich viel zu alt. Ich habe meine Arbeit bisher ohne PC geschafft, das werde ich auch weiterhin tun.«

Mit dieser Ansicht werden Sie von nun an viele Probleme haben. Vielleicht müssen Sie Ihren Arbeitsplatz gänzlich einem Kollegen überlassen. Wahrscheinlicher ist, dass Sie das neue Programm nutzen werden – aber ab sofort ständig mit Missmut arbeiten, vermutlich auch mit einem erhöhten Blutdruck. Es unterlaufen Ihnen wahrscheinlich Fehler, weil Sie nicht bereit sind, das Programm von Grund auf zu erlernen. All dies schafft Stress mit Ihren Vorgesetzten – und der lässt Ihren Blutdruck nochmals steigen.

Um Ihren Blutdruck in diesem Beispiel auf niedrigem Niveau zu halten, könnten Sie folgenden Weg wählen:
- Sie lassen sich erst einmal auf das Programm ein.
- Sie nutzen die Schulungen zum Klären Ihrer Fragen.
- Sie berichten zu Hause von Ihren Fortschritten.
- Sie finden Spaß daran, in Ihrem Leben noch einmal etwas ganz Neues zu tun.

Auf diese Weise halten Sie innere Konflikte gering und vermeiden äußere mit Ihren Kollegen.

Dies soll nicht bedeuten, dass Sie all Ihre Einstellungen ständig ändern und sich an jedwede Situation anpassen müssen. Aber es sollte Anlass für Sie sein, Ihre Glaubenssätze und Prinzipien zu überdenken. Einige sind möglicherweise viel stärker für Missbehagen und Stress verantwortlich, als Sie bislang gedacht haben.

42 Lernen Sie Entspannungstechniken

Machen wir uns keine falschen Illusionen, Stress lässt sich niemals gänzlich vermeiden – weder im Berufs- noch im Privatleben. Für solche Zeiten sollten Sie sich Ressourcen schaffen, aus denen Sie Kraft schöpfen können. Eignen Sie sich schon in ruhigeren Zeiten ein Entspannungsverfahren an, das Ihnen im Notfall schnell hilft. Solche Verfahren erlernen Sie am besten unter Anleitung in Kursen, wie sie z. B. von der Volkshochschule, von Krankenkassen oder in Sportvereinen angeboten werden. Dazu gehören:

- Autogenes Training: Hier lernen Sie, sich mittels einfacher Selbstsuggestion zu entspannen.
- Progressive Muskelentspannung: Sie hilft Ihnen, sich durch das Loslassen zuvor bewusst angespannter Muskelgruppen mehr und mehr zu entspannen.
- Yoga, Qigong, Tai-Chi: Hierbei handelt es sich um Körperübungen mit ruhigen Bewegungen, die Sie in stressigen Lebensphasen zurück auf den Boden bringen und gleichzeitig den Körper trainieren.

All diese Verfahren bewirken nachweislich eine Umstimmung des vegetativen (unbewussten) Nervensystems von Anspannung auf Entspannung.

Übrigens helfen Ihnen auch Ihre sportlichen Betätigungen, Stresshormone abzubauen – und damit auch Ihren Blutdruck zu senken.

Kurzübung progressive Muskelentspannung Bei der progressiven Muskelentspannung lernen Sie, einzelne Muskeln anzuspannen und zu lockern, während alle anderen Muskeln entspannt bleiben. Wenn Sie schon etwas Übung in diesem Verfahren haben, können Sie die folgende Übung auch einmal unterwegs anwenden – aber niemals beim Autofahren!

Spannen Sie im Sitzen möglichst viele Muskeln in Ihrem Körper gleichzeitig an. Ballen Sie beide Hände zur Faust, pressen Sie die Arme angewinkelt an den Oberkörper, drücken Sie den Rücken fest an die Lehne und Ihre Fersen bei angehobenen Füßen kräftig in den Boden. Wenn möglich, schließen Sie dabei die Augen. Atmen Sie ruhig weiter, damit Ihr Blutdruck nicht zu stark ansteigt, und lassen Sie die Muskelanspannung nach einigen Sekunden langsam los. Genießen Sie die anschließende Entspannung, die vielleicht von einem leichten Kribbeln in den Muskeln begleitet wird. Spüren Sie, wie Ihre Atmung nun wieder tief und ruhig fließen kann. Wenden Sie Ihre Aufmerksamkeit dann erfrischt dem Geschehen zu, dem Sie gerade einen kleinen Moment entflohen sind.

43 Schlafen Sie genug

Ausreichender Schlaf schenkt Ihnen nicht nur Erholung und genügend Kraft, um stressige Zeiten zu überstehen, er bewahrt Sie auch vor einem hohen Blutdruck. Mehrere Studien haben belegt, dass Erwachsene, die jede Nacht fünf Stunden oder weniger schlafen, häufiger an Bluthochdruck leiden. Eine weitere Untersuchung zeigte, dass bei Frauen mit wenig Schlaf das Risiko für Bluthochdruck und weitere Gesundheitsstörungen besonders hoch ist.

Hinzu kommt, dass Menschen, die ständig müde sind, viel anfälliger für Stress sind als ausgeschlafene. Sie greifen außerdem viel häufiger zu stimulierenden Mitteln wie Kaffee, Tee oder Cola, was den Blutdruck weiter in die Höhe treibt.

Finden Sie das optimale Schlafpensum! Es ist unbestritten, dass jeder Mensch eine andere »Menge« Schlaf benötigt. Um herauszufinden, wie viel Schlaf Sie persönlich brauchen, beobachten Sie am besten einmal Ihr Schlafbedürfnis im Urlaub, nachdem Sie in den ersten Tagen richtig ausgeschlafen haben. Egal, ob dies sechs, acht oder zehn Stunden Schlaf pro Nacht sind, nach denen Sie sich so richtig frisch und erholt fühlen: Nehmen Sie sich diese Zeit für einen gesunden Schlaf unbedingt auch zu Hause. Dabei kann es übrigens sein, dass sich Ihr Schlafbedürfnis mit dem Lebensalter und mit den Lebensumständen verändert – ein regelmäßiger »Schlafpensum-Check« lohnt sich also.

KILLER-TIPP

- Essen Sie vor dem Einschlafen keine riesigen fett- und energiereichen Mahlzeiten mehr, aber gehen Sie auch nicht hungrig zu Bett.
- Trinken Sie nicht zu viel Alkohol.
- Verzichten Sie am Abend auf stimulierende Getränke, Filme und Bücher.
- Sorgen Sie für genügend frische Luft, Dunkelheit, eine angenehme Temperatur und Ruhe in Ihrem Schlafzimmer.
- Verwenden Sie zur Not Lärm abhaltende Ohrstöpsel und/oder eine Schlafbrille.
- Nutzen Sie das Schlafzimmer niemals für die Arbeit oder unangenehme Tätigkeiten, räumen Sie entsprechende Gegenstände weg.
- Verbannen Sie Grübeleien, Sorgen und negative Gedanken aus Ihrem Kopf. Wenn diese im Halbschlaf immer wieder auftauchen und Sie nicht schlafen lassen, dann stehen Sie auf und beschäftigen sich mit etwas anderem, bis Sie wieder müde sind.

Behalten Sie einen weitgehend gleichmäßigen Schlafrhythmus bei – sowohl unter der Woche als auch am Wochenende. Wenn Sie sich als Langschläfer entpuppen, dann müssen Sie vielleicht ein paar Abstriche in Bezug auf Ihre abendliche Freizeitgestaltung machen. Sie vermeiden damit jedoch den Wechsel zwischen zu wenig Schlaf während der Arbeitswoche und zu viel

Schlaf am Wochenende – der Ihnen auf Dauer garantiert Schlafprobleme verursachen wird.

Schaffen Sie generell günstige Bedingungen für einen erquickenden Schlaf – indem Sie konsequent »Schlafhygiene« betreiben (siehe Killer-Tipp).

44 Suchen Sie im Urlaub Anregung statt Aufregung

Freie Tage, das Wochenende und vor allem der Urlaub sollen Ihnen die Möglichkeit geben auszuspannen. Bauen Sie den Stress des Alltags ab und schöpfen Sie Kraft für neue Aufgaben. Nutzen Sie diese Zeiten tatsächlich zum Entspannen. Das bedeutet nicht, dass Sie im Urlaub unbedingt drei Wochen lang träge am Strand liegen müssen. Auch die Entdeckung anderer Kulturen, fremder Lebensweisen oder eines neuen Ortes kann helfen, Stress abzubauen.

Den Urlaub nicht mit Aktivitäten überfrachten Wenn Sie sich jedoch im Urlaub – oder an Wochenenden – nur wieder neue Anstrengungen auflasten, müssen Sie sich nicht wundern, dass Sie müde und gereizt wieder zur Arbeit erscheinen. Vor allem dann, wenn Sie die freie Zeit bis zur letzten Minute auskosten wollen und erst »kurz vor knapp« zurückkommen.

Verzichten Sie also auf den ärgerlichen Stau, um das angesagte Skigebiet zu erreichen, darauf, jeden Tag unermüdlich den Hang hinunterzufahren und den

Abend bis in die späte Nacht in der Hütte ausklingen zu lassen. Ebenso wenig können Sie sich wirklich entspannen, wenn Sie im Urlaub die Landessprache pauken und in den wenigen freien Stunden dann noch den Segelschein machen. Dass sich bei solchem Freizeitstress Ihr Blutdruck nicht normalisieren kann, steht außer Frage. Wie so oft kommt es auch bei der Gestaltung der so wertvollen freien Tage wieder auf die richtige Mischung aus Muße und Aktivität an – finden Sie heraus, was Ihnen persönlich guttut!

45 Genießen Sie Wärme

Wärme ist nicht nur eine Gnade der Natur, sie ist auch überaus gesund, denn: Wärme erweitert die Blutgefäße, erhöht die Durchblutung und senkt einen erhöhten Blutdruck. Wärme ist außerdem eine wichtige Ressource von Wohlbefinden und Gesundheit.

Was den Blutdruck angeht, so können viele Menschen bei warmem Sommerwetter ihre Bluthochdruckmedikamente deutlich reduzieren (natürlich immer nur nach Rücksprache mit Ihrem Arzt). Deshalb sollten auch Sie die Wärme suchen und genießen. Entfliehen Sie z. B. dem kalten und blutdrucksteigernden Winterwetter durch einen Urlaub in wärmeren Gefilden. Aber bitte keinen Extrastress durch Wochenendflüge über Tausende von Kilometern! Auch im Alltag können Sie natürlich die Vorzüge der Wärme zur Senkung Ihres Blutdrucks ganz leicht nutzen.

Bad und Sauna für den Alltag Baden Sie öfter einmal in warmem Wasser. Günstig ist eine Temperatur zwischen 36 und 39 Grad Celsius. Geben Sie eventuell noch eine entspannende Essenz ins Wasser. Legen Sie ganz bewusst alle unguten Gedanken mit Ihrer Kleidung ab und genießen Sie die wohlige Entspannung.

Auch in der Sauna können Sie loslassen und Ihren Blutdruck auf natürliche Weise senken. Am Ende kühlen Sie sich mit einer lauwarmen Dusche langsam ab und ruhen sich anschließend noch eine halbe Stunde aus. Achten Sie beim Saunagang darauf, dass die Sauna nicht zu heiß ist (maximal 80 bis 90 °C). Machen Sie am Anfang nur ein bis zwei Aufgüsse mit. Zum Abkühlen verzichten Sie bitte auf die eiskalte Schwalldusche oder den Sprung ins kalte Becken – dabei können nämlich Blutdruckwerte bis zu 300 mmHg erreicht werden!

Auf den Saunabesuch verzichten sollten Sie besser:

- bei akuten Entzündungen
- bei fieberhaften Erkrankungen
- bei akuten und/oder nicht ausreichend behandelten Herz-Kreislauf-Krankheiten
- bei Blutdruckwerten von systolisch 180 mmHg oder diastolisch 100 mmHg und höher

Wenn Sie sich unsicher sind, ob Ihnen die Sauna guttun oder eher schaden könnte, sprechen Sie bitte vorher mit Ihrem Arzt.

46 Lernen Sie, öfter einmal Nein zu sagen

Übernehmen Sie immer wieder neue Aufgaben, auch wenn Sie sie eigentlich gar nicht mehr schaffen können? Gehören Sie zu den Menschen, die keinen Auftrag ablehnen und keinen Gefallen ausschlagen können – aus reiner Freundlichkeit, aus übertriebener Gewissenhaftigkeit, aus Harmoniebedürfnis oder aus welchem Grund auch immer?

Ein solches Verhalten kann ganz klar zu ständiger Überforderung, psychischem Stress und damit zu erhöhten Blutdruckwerten führen.

Um solch gesundheitsschädliches Verhalten abzustellen, müssen Sie zunächst auf die Suche gehen. Zwei Arten von Fallen gilt es zu finden:

- Das verpasste Nein: Entdecken Sie die Situationen, in denen Sie eigentlich lieber einmal Nein gesagt hätten, es sich aber nicht getraut haben.
- Das unwichtige Ja: Schärfen Sie Ihre Sinne auch für jene Situationen, in denen Ihr Ja weder für Sie noch für Ihr Gegenüber wirklich wichtig ist.

Wenn Sie für sich entschieden haben, dass Sie die gewünschte Aufgabe wirklich nicht übernehmen können und/oder diese auch für Ihr Gegenüber nicht lebenswichtig ist, dann sagen Sie einfach einmal Nein. Entschuldigen Sie sich nicht lange dafür und begründen Sie Ihr Nein nicht ausgiebig. Sagen Sie einfach nur,

KILLER-TIPP

Wichtig ist, dass Sie freundlich, aber sehr bestimmt Ihr Nein vorbringen – selbst wenn es bei Ihnen einen Schweißausbruch hervorruft. Sie sollen keine Absage »bellen« und den Hörer auf die Gabel werfen, aber Sie dürfen auch nicht zaghaft oder ängstlich fragend wirken. Wenn Sie das schwierig finden, üben Sie doch einfach einmal vor dem Spiegel!

dass es Ihnen gerade nicht passt. Und bleiben Sie dabei, auch wenn der Fragende, der so etwas von Ihnen nicht gewohnt ist, erstaunt darauf reagiert.

47 Unterbrechen Sie den Stress mit kleinen Übungen

Wenn Sie glauben, vor lauter Anspannung gleich zu platzen, wenn alles über Ihnen zusammenbricht oder Sie einfach nicht mehr weiterwissen, dann gibt es ebenso simple wie wirkungsvolle Übungen dagegen. Unten stehend finden Sie zwei davon. Die Atementspannung lässt sich wunderbar auch »öffentlich« anwenden, weil sie von Außenstehenden nicht bemerkt wird. Sie dient der Beruhigung. Die 180-Grad-Übung ist ein hervorragendes Mittel, um akut die Notbremse zu ziehen. Mit ihr unterbrechen Sie akute Stresssituationen.

Kleine Atementspannung Konzentrieren Sie sich auf Ihre Atmung. Ziehen Sie sich, wenn möglich, an einen ruhigen Ort zurück und verbannen Sie alle Alltagsgedanken aus Ihrem Kopf. Das wird mit jedem Mal etwas einfacher. Ärgern Sie sich auf keinen Fall darüber, wenn die Gedanken immer wieder zurückzukehren versuchen. Bleiben Sie trotzdem dabei, sie für diesen Moment zu vertreiben.

Nehmen Sie dann einfach Ihre ganz natürliche Atmung wahr. Spüren Sie, wie der Atem durch Ihre Nase oder Ihren Mund ein- und ausströmt. Am besten schließen Sie die Augen dazu – oder fixieren Sie mit den Augen einen Punkt, wenn Sie sich z. B. bei einer langweiligen Besprechung nichts anmerken lassen wollen. Spüren Sie nun, wie der Brustkorb sich beim Einatmen hebt und beim Ausatmen senkt. Nehmen Sie wahr, wie der Atem, nachdem Sie ganz ausgeatmet haben, ruht und eine kleine Pause macht. Fühlen Sie, wie das Einatmen dann wieder von ganz allein einsetzt. Sie können sich auf Ihren Atem immer verlassen, er funktioniert ganz automatisch. Schieben Sie, wenn der Atem nun noch ruhiger wird, die Gedanken weiter von sich weg. Spüren Sie, wie Sie mit jedem Ausatmen alles Dunkle, Verbrauchte und Überflüssige aus Ihrem Körper abgeben. Und bemerken Sie, wie jedes Einatmen Sie mit neuer Energie erfüllt. Der regelmäßige Rhythmus Ihres eigenen Atems lässt Sie sicherlich ruhiger werden. Beenden Sie die Entspannung, indem Sie tief einatmen und sich dabei etwas rekeln und strecken.

Die 180-Grad-Übung Es gibt wohl kaum eine simpler anzuwendende Übung als diese: Stehen Sie in einer akuten Stresssituation auf und drehen Sie sich um 180 Grad. Wenden Sie dem Chaos, unter dem Sie zusammenzubrechen drohen, einfach Ihren Rücken zu und schauen Sie in die entgegengesetzte Richtung. Durch die körperliche (und nicht nur gedankliche) Abwendung vom Schlimmsten gewinnen Sie eine neue Perspektive und können sich so aus Ihrer verzweifelt erscheinenden Lage befreien.

Drehen Sie sich nicht nur um 180 Grad, sondern gehen Sie auch noch ein paar Schritte in diese neue, entgegengesetzte Richtung. Damit entfernen Sie sich noch weiter aus dem Tumult. Das lenkt nicht nur Ihren Blick, sondern auch Ihre Gedanken in eine andere Richtung. Und siehe da: Sie bemerken vielleicht mit Erstaunen, dass die Welt – anders als in Ihren Befürchtungen – doch nicht untergeht und dass unter diesem neuen Blickwinkel alles ganz anders aussieht.

Vielleicht behalten Sie diese umgekehrte Richtung noch länger bei und gehen ganz aus dem Zimmer. Setzen Sie sich draußen auf eine Bank und atmen Sie die frische Luft ein wie ein neues Lebenselixier. So bekommen Sie wieder Kraft, sich später dem – nun überschaubarer wirkenden – Chaos doch noch zu stellen.

48 Lachen Sie öfter aus vollem Herzen

Dass Lachen guttut, ist eine Binsenweisheit, aber es ist auch ein wirksamer Bluthochdruck-Killer. Lachen entspannt darüber hinaus die Muskulatur, erhöht die Durchblutung und baut Stresshormone ab.

Eine österreichische Studie untersuchte im Jahr 2007 die Wirkungen eines Lach-Yoga-Seminars. Festgestellt wurde eine über drei Wochen anhaltende Blutdrucksenkung bei den Teilnehmern – ganz abgesehen von einer dauerhaft besseren Stimmung.

Sie müssen aber nicht gleich einen ganzen Kurs besuchen, um wieder mehr zu lachen. Suchen Sie einfach an jedem Tag nach Möglichkeiten, einmal aus vollem Herzen zu lachen, und halten Sie Ausschau nach den kleineren heiteren Dingen des Alltags. Ihre Mitbürger, Ihr Blutdruck und Ihre Laune werden es Ihnen danken.

49 Bereiten Sie Freude

Zu den vielen Ursachen für negativen Stress gehören auch ständiges inneres Missbehagen, eine verdrießliche Grundstimmung und Freudlosigkeit. Warten Sie nicht darauf, dass das Schicksal Ihnen eines Tages die erhoffte Portion Freude schenkt. Ergreifen Sie lieber selbst die Initiative. Der beste Schritt aus der

KILLER-TIPP

Machen Sie auch sich selbst immer wieder einmal eine Freude. Schon ein kleines Geschenk, das Sie für sich selbst sorgfältig aussuchen und später ausgiebig genießen, erhöht Wohlbefinden und Kraft im Alltag.

Griesgrämigkeit ist es, einem anderen Menschen eine Freude zu bereiten. Bestimmt wissen Sie, was Ihren Partner/Ihre Partnerin, Ihren Kollegen oder Ihren Nachbarn aufzuheitern vermag. Das müssen keine kostspieligen Geschenke sein. Oft reichen kleine Aufmerksamkeiten aus, um einen Menschen tief zu erfreuen. Sie werden diese Freude teilen können, wenn Sie spüren, was Sie mit einer Kleinigkeit bei einem anderen Menschen erreicht haben.

Nicht nur Ihre Stimmung wird davon profitieren. Auch rein körperlich macht sich die Freude bemerkbar: Sie führt zu messbar positiven Veränderungen am Herz-Kreislauf- und am Nervensystem – und damit auch zur Senkung von Bluthochdruck. Das Beste ist: Schon allein das Nachdenken darüber wirkt sich positiv aus. Beginnen Sie also gleich jetzt zu überlegen, was Ihnen und anderen Freude macht!

50 Genießen Sie Ihr Glück und sagen Sie häufiger Danke

Wenn Sie sich in Ihrem Leben wohl- und geborgen fühlen, dann wirkt sich dies positiv auf Ihren Blutdruck und Ihre gesamte Gesundheit aus. Deshalb sollten Sie sich gelegentlich bewusst machen, wie gut es Ihnen geht. Es dürften vor allem die kleinen Dinge des Alltags sein, die Ihnen guttun. Oft nehmen wir aus reiner Gewohnheit solche Dinge gar nicht mehr wahr.

Beobachten Sie eine Stunde oder einen ganzen Tag lang, welche Freuden das Leben für Sie bereithält. Achten Sie z. B. darauf, wie viele Menschen Sie freundlich anschauen und wie wenige es tatsächlich sind, die Ihnen missmutig begegnen. Fangen Sie damit an, auf der Wiese nicht nur die achtlos hingeworfenen Abfälle zu beklagen. Bemerken Sie vielmehr die Blumen, die trotzdem ihre strahlend bunten Blüten entfalten.

Wenn Sie die kleinen Glücksmomente in Ihrem Leben (wieder) entdeckt haben, dann verstärken Sie diese, indem Sie sich bei den Verursachern bedanken. Das gilt für die im Kaufhaus aufgehaltene Tür genauso wie für den ersten Sonnenstrahl nach einer Woche Regen.

Bibliografische Information der Deutschen Nationalbibliothek
Die Deutsche Nationalbibliothek verzeichnet diese Publikation in der Deutschen Nationalbibliografie; detaillierte bibliografische Daten sind im Internet über http://dnb.d-nb.de abrufbar.

Programmplanung: Katja Widmann
Redaktion: Gabriele Gaßmann
Bildredaktion: Christoph Frick, Nadja Giesbrecht
Umschlaggestaltung: CYCLUS Visuelle Kommunikation, Stuttgart

Bildnachweis:
Umschlagfoto und Foto S. 3: seb_ra/Istock
Fotos im Innenteil:
S. 6: peterschreiber.media/stock.adobe.com; S. 9: sunabesyou/stock.adobe.com; S. 21: bit24/stock.adobe.com

3. Auflage 2018

Printed in Germany

Satz und Repro: Reemers Publishing Services GmbH, Krefeld
Gesetzt in Adobe InDesign CC 2018
Druck: AZ Druck und Datentechnik GmbH, Kempten (Allgäu)

Gedruckt auf chlorfrei gebleichtem Papier

ISBN 978-3-432-10083-8

Auch erhältlich als E-Book:
eISBN (ePub) 978-3-432-10081-4

2 3 4 5 6

Wichtiger Hinweis: Wie jede Wissenschaft ist die Medizin ständigen Entwicklungen unterworfen. Forschung und klinische Erfahrung erweitern unsere Erkenntnisse. Ganz besonders gilt das für die Behandlung und die medikamentöse Therapie. Bei allen in diesem Werk erwähnten Dosierungen oder Applikationen, bei Rezepten und Übungsanleitungen, bei Empfehlungen und Tipps dürfen Sie darauf vertrauen: Autoren, Herausgeber und Verlag haben große Sorgfalt darauf verwandt, dass diese Angaben dem Wissensstand bei Fertigstellung des Werkes entsprechen. Rezepte werden gekocht und ausprobiert. Übungen und Übungsreihen haben sich in der Praxis erfolgreich bewährt.
Eine Garantie kann jedoch nicht übernommen werden. Eine Haftung des Autors, des Verlags oder seiner Beauftragten für Personen-, Sach- oder Vermögensschäden ist ausgeschlossen.

Geschützte Warennamen (Warenzeichen ®) werden nicht immer besonders kenntlich gemacht. Aus dem Fehlen eines solchen Hinweises kann also nicht geschlossen werden, dass es sich um einen freien Warennamen handelt.